医药高等院校案例版教材

供高等职业教育护理、助产等医学相关专业使用

护理伦理学

（第 3 版）

主　编　张绍异

副主编　袁丽容

编　者　（按姓氏笔画排序）

刘永仓（南阳医学高等专科学校）

张伟伟（聊城职业技术学院）

张绍异（重庆医药高等专科学校）

张璐璐（乌兰察布医学高等专科学校）

赵小洁（重庆医药高等专科学校）

袁丽容（湖北职业技术学院）

科学出版社

北　京

内 容 简 介

本书为医药高等院校案例版教材。全书共 10 章，主要从护理伦理的基础理论、护理伦理的规范和护理伦理的实践三个部分进行编写。本教材文字通俗简练，选材适度，深浅适宜；结合护理工作的实际情况，突出思想性、实用性、前瞻性、创新性，尽量把近几年护理伦理研究的新成果吸收进来，涉及护理工作新的伦理方面的内容，如将健康中国理念，突发公共卫生事件应急处理的伦理纳入新教材，更具有时代特色。本教材设有案例、医者仁心和目标检测，强调理论与实践紧密结合，提高护生分析、解决伦理问题的能力，注重对学生的思想政治教育。

本教材可供高等职业教育护理、助产等医学相关专业使用，也可供护理伦理学的研究者参阅。

图书在版编目（CIP）数据

护理伦理学/张绍异主编. —3 版. —北京：科学出版社，2023.1
医药高等院校案例版教材
ISBN 978-7-03-074559-0

Ⅰ. ①护… Ⅱ. ①张… Ⅲ. ①护理伦理学–医学院校–教材 Ⅳ. ①R47-05

中国版本图书馆 CIP 数据核字（2022）第 253290 号

责任编辑：谷雨擎 / 责任校对：杨　赛
责任印制：李　彤 / 封面设计：涿州锦晖

科 学 出 版 社 出版

北京东黄城根北街 16 号
邮政编码：100717
http://www.sciencep.com

北京盛通商印快线网络科技有限公司 印刷
科学出版社发行　各地新华书店经销
*

2013 年 1 月第　一　版　开本：850×1168　1/16
2023 年 1 月第　三　版　印张：6
2023 年 1 月第十二次印刷　字数：200 000
定价：29.80 元

（如有印装质量问题，我社负责调换）

前　言

Preface

第 2 版《护理伦理学》教材自 2016 年 12 月发行以来,得到了国内医药类高职高专广大师生及业界同行的赞誉。随着我国医疗卫生事业的不断发展,社会对护理职业的要求越来越高,护理理念及其服务内容发生了系列变化,如各类突发公共卫生事件应急处理中的伦理问题、免疫接种的内容及后果等,这些在第 2 版《护理伦理学》教材是很难体现出来的。我们在科学出版社的组织和指导下,自 2021 年 6 月开始对《护理伦理学》第 2 版教材进行修订。

《护理伦理学》第 3 版教材从结构看,分理论、规范、实践 3 篇,全书共 10 章。第 3 版教材在内容上作了以下增减:第 5 章增加了家庭护理和自我护理,符合我国老年化问题的需要;对第 6 章的内容进行了调整,使之逻辑性更趋于合理;增加了动物实验的内容,促使护生树立保护动物的良好意识;继续沿用在理论教学环节中增加情景教学实践活动的教学方法。

《护理伦理学》第 3 版教材,主要有以下特点:一是突出"新"字。教材从护理伦理的基础理论、护理伦理的规范和护理伦理的实践三个方面进行编写。尽量把近几年护理伦理研究的新成果吸收进来,涉及护理工作新的伦理方面的内容,如将健康中国理念,突发公共卫生事件应急处理的伦理纳入新教材。二是突出"适"字。考虑到高职高专护理类专业学生学习能力的特点,教材文字通俗简练,选材适度,深浅适宜。三是突出"实"字。教材坚持现代职教改革方向,体现高职教育特点,以岗位需求为目标,以就业为导向,以能力培养为核心,培养符合岗位需求和社会需求的高素质技能型人才,教材内容做到将价值塑造、知识传授和能力培养三者融为一体,体现课程思政的时代特色。四是突出"用"字。教材设有案例、医者仁心和目标检测模块,符合高职护生认知、学习特点。特别是目标检测,与护士执业资格考试相衔接,帮助学生更有针对性地去学习,进而提高护生的护理道德修养,培养良好的护理道德品质。

第 3 版教材编写组成员都是长期从事教学、临床和研究的教师。在本教材的编写中,我们参阅了国内外很多学者、专家、同仁的著作、文献资料和资源,在此对这些作者表示真诚的感谢。由于编者水平有限,教材可能存在不足之处,恳请读者、同仁批评雅正!

张绍异

2021 年 10 月

配 套 资 源

欢迎登录"中科云教育"平台，**免费** 数字化课程等你来！

"中科云教育"平台数字化课程登录路径

电脑端

- ▶ 第一步：打开网址 http://www.coursegate.cn/short/RRMLJ.action
- ▶ 第二步：注册、登录
- ▶ 第三步：点击上方导航栏"课程"，在右侧搜索栏搜索对应课程，开始学习

手机端

- ▶ 第一步：打开微信"扫一扫"，扫描下方二维码

- ▶ 第二步：注册、登录
- ▶ 第三步：用微信扫描上方二维码，进入课程，开始学习

PPT课件，请在数字化课程中各章节里下载！

目　录

Contents

第1章　绪论　/1
　　第1节　伦理学及护理伦理学　/1
　　第2节　护理伦理思想的历史发展概况　/2
　　第3节　学习护理伦理学的意义及方法　/4
第2章　护理伦理学的基本理论　/7
第3章　护理伦理学原则、规范和范畴　/12
第4章　护理关系伦理　/22
　　第1节　护患关系伦理　/22
　　第2节　护士与其他医务人员关系伦理　/24
第5章　社区卫生保健和康复护理伦理　/28
　　第1节　健康教育和免疫接种护理伦理　/28
　　第2节　社区护理和家庭病床护理伦理　/30
　　第3节　自我护理和康复护理伦理　/32
　　第4节　突发公共卫生事件应急处理
　　　　　护理伦理　/35
第6章　临床患者中的护理伦理　/37
　　第1节　门诊、急诊和急危重症护理
　　　　　伦理　/37
　　第2节　临床特殊患者的护理伦理　/40

第7章　护理科研伦理　/51
　　第1节　护理科研伦理概述　/51
　　第2节　动物实验的护理伦理　/54
　　第3节　人体实验的护理伦理　/57
第8章　人工生殖技术的护理伦理　/62
　　第1节　人工生殖技术的主要形式
　　　　　及其伦理问题　/62
　　第2节　人工生殖技术的伦理冲突　/64
　　第3节　人工生殖技术伦理原则及
　　　　　护士伦理责任　/67
第9章　护理伦理决策、评价、管理　/70
　　第1节　护理伦理决策　/70
　　第2节　护理伦理评价　/72
　　第3节　护理管理伦理　/77
第10章　护理伦理教育和修养　/79
　　第1节　护理伦理教育　/79
　　第2节　护理伦理修养　/82
参考文献　/86
参考答案　/87

第1章
绪 论

第1节 伦理学及护理伦理学

一、伦理学概述

《说文解字》："伦，从人，辈也，明道也；理，从玉，治玉也。"在这里，"伦"即人伦，指人的血缘辈分关系，引申为人与人之间的关系。孟子的五伦说"父子有亲，君臣有义，夫妇有别，长幼有序，朋友有信"就是指的人和人之间最重要的五种关系。"理"即治玉，指整理玉石的纹路，引申为事物的条理、道理和规则。汉语二者联用即"伦理"一词，最早见于春秋战国时期的《礼记·乐记》，其中说："凡音者，生于人心者也；乐者，通伦理者也。"伦理就其字面意思来说，就是人伦之理，就是调节、处理人与人之间、人与社会之间关系的道理与准则。虽然伦理学要解决的问题既多又复杂，但基本问题只有一个：道德和利益的关系问题，即"义"与"利"的关系问题。

二、护理伦理学概述

护理伦理学是以伦理学的基本原理为指导，以护理道德为研究对象，探究护理实践中护士与患者之间、护士之间、护士与其他医务人员之间、护士与护理科学之间以及护士与社会之间关系的护理道德意识、规范和行为的科学。护士与患者的关系是护理伦理学的核心问题和主要研究对象。

道德是由一定的社会经济关系决定的，依靠社会舆论、传统习俗和内心信念来维系的，表现为善恶美丑，用以调整人们之间以及个人与社会之间关系的心理意识、原则规范和行为活动的总和。

"道德意识""道德关系""道德活动"是构成道德的三个要素，三者相互联系、相互制约。道德意识是道德关系形成的思想前提，又是道德活动的支配力量；道德关系是道德意识的现实表现，又是以道德活动为载体，并规定人们的道德活动；道德活动是道德意识形成的现实基础，又是道德关系得以表现、保持、变化和理新的重要条件。道德作为一个有特殊结构的系统，对作为它载体的人，具有调节、导向、教育、辩护、认识和激励的功能。

护理道德是社会一般道德在护理实践领域中的特殊体现。是在护理实践中形成的，以善恶作为评价标准，用来约束、规范护士行为，调整护理实践中的各种道德关系，引导护理人格完善的行为准则和行为规范的总和，其本质反映护理领域中各种道德关系的特殊意识形态和特殊职业道德。

（一）护理伦理学的研究对象

1. **护理道德现象** 是指护理领域中普遍存在的各种道德关系的具体体现，它主要包括护理道德的意识现象、规范现象和活动现象。护理道德意识现象是指护士在处理道德关系，护理实践中形成的心理以及护理道德思想观念和理论的总和；护理道德规范现象是评价护士行为的道德标准，是判断护理道德活动善恶荣辱、正义与非正义的行为准则。

2. **护理道德关系** 是指护理领域中由经济关系决定的，按照一定的道德观形成的人与人、人与社会的护理关系，它主要包括：①护士与服务对象之间的关系。这一关系是护理伦理学研究的主要内容和核心问题。②护士与其他医务人员之间的关系。这直接关系到集体力量的发挥和医护服务质量的提高，并影响着能否建立良好的医、护、患的关系，因此，这一关系是护理伦理学研究的重要对象。③护士与社会的关系。护士还要承担起对其他人、对社会的健康责任，诸如卫生资源的分配等，如果不考虑国家、社会的公益，就难以确定护士行为的道德性。同时由于护理领域的拓宽，护理工作已走出医院，走向社会，进入社区，因此，这一关系也必然成为护理伦理学的研究对象。④护士与护理科学、医学科学发展之间的关系。护理科学和医学科学的迅速发展及医学高新技术在临床上的应用，带来许多道德问题，如生与死的控制、生命质量与人的潜能控制、人类行为与生态平衡问题等都涉及相关道德问题，护理伦理学应认真研究给予解答。

3. 护理道德规律　是指护理道德之间内在的、本质的、必然的联系，关于各种护理道德现象之间的对立统一的分析，关于护理道德问题的本质探讨，关于护理道德的产生、变化、发展的必然性联系的研究等。

（二）护理伦理学的研究内容

1. 护理道德基本理论　包括护理道德，道德的起源、本质和发展规律，护理道德的特点和社会作用，护理道德理论基础，护理道德与护理学、医学模式与护理模式转变，卫生事业发展的关系等。

2. 护理道德规范体系　包括护理道德的基本原则、具体原则、基本规范和基本范畴。具体包括：护士在处理护患关系中的道德规范，护士在不同领域如社区护理、临床护理、临终护理、教学、科研、管理中的不同处理方式；基础护理、整体护理、自我护理等不同学科（内科、外科、妇科、儿科等）的具体道德和要求，生命伦理学的特殊护理、道德规范等。

3. 护理道德实践　包括在护理道德实践活动中的决策、监督、评价、考核、教育和修养等。

4. 护理道德难题　是指在护理实践中，推行新技术或开辟新的领域而产生的难以解决的道德问题，包括在人工生殖技术、基因技术、器官移植、卫生资源分配、安乐死等方面产生的与传统道德存在着冲突的道德问题。

第2节　护理伦理思想的历史发展概况

一、古代护理伦理学思想概要

（一）我国传统护理伦理思想概要

中国医德传统中贯穿着对生命、人格的高度尊重和对患者强烈的责任感。

1. 仁爱为怀，济世救人　宋代林逋在其《省心录·论医》中指出："无恒德者，不可以作医，人命死生之系。"处处展示出以仁爱精神为核心的人道主义思想。

2. 普同一等，一心赴救　孙思邈在《大医精诚》中说："若有疾厄来求救者，不得问其贵贱贫富，长幼妍媸，怨亲善友，华夷愚智，普同一等，皆如至亲之想……昼夜寒暑，饥渴疲劳，一心赴救。"

3. 精勤不倦，刻苦钻研　明代名医徐春甫曾说："医本活人，学之不精，反为夭折。"孙思邈极力主张学习医学的人必须做到"博极医源，精勤不倦，不得道听途说，而言医道已了，深自误哉。"明代著名医学家李时珍参阅各种书籍800多种，访问名医宿儒，搜集民间验方，积极向药农、樵夫、农民等请教药学知识，多次在自己身上进行验证，耗时27年，完成了190余万字的中医药巨著《本草纲目》。

4. 清正廉洁，淡泊名利　东汉名医华佗不攀权贵，坚持为百姓治病，被人们千古传颂；三国时期的名医董奉，为患者诊治疾病不计报酬，只让患者量力植栽杏树，到年老之时得杏树十万株，并以易谷以救贫困，留下了"杏林春暖"的佳话。

5. 谦虚为怀，尊重同道　我国历代医家提倡同行之间要谦和谨慎、取长补短，反对门户之见。孙思邈在《大医精诚》中指出:"夫为医之法,不得多语调笑,谈谑喧哗,道说是非,议论人物,炫耀声名,訾毁诸医,自矜己德。偶然治瘥一病,则昂头戴面,而有自许之貌,谓天下无双,此医人之膏肓也。"明代著名的外科医生陈实功则向同行强烈呼吁:"有学者,师事之;骄傲者,逊让之;不及者,荐援之。"

(二)国外护理伦理思想概要

1. 救死扶伤,服务患者　希波克拉底是西方医学的奠基人。《希波克拉底誓言》是西方关于医德的经典文献,也是后世医者的誓言。"我愿尽余之能力与判断力所及,遵守为病家谋利益之信条",说明为"病人谋利益"的医学宗旨。同时,他还提到"无论至于何处,遇男或女,贵人及奴婢,并检点吾身,不作害人及恶劣行为",强调医生的品行修养。

2. 平等待患,一视同仁　国际护士会在 1973 年修订的《护士伦理守则》中规定:"护理的需要是全人类的需要""不论国籍、种族、主义、肤色、年龄、政治和社会地位,一律不受限制""不分贫富智愚,不分黑人白人,均应耐心地服务"。

3. 奉告人道,敬重生命　1948 年颁布的《医学伦理学日内瓦协议法》指出:"我要为人道服务,神圣地贡献我的一生,我要凭自己的良心和庄严来行医,我首先考虑的是病人的健康。"

4. 尊重患者,慎言守密　《南丁格尔誓言》《护士伦理守则》等文献中都强调要尊重生命,尊重患者的尊严和权利,保守患者的秘密。南丁格尔强调:"必须记住自己是被患者所依赖和信任的,她必须不说别人的闲话,不与别人争吵。"

5. 尊师重道,敬重同行　《希波克拉底誓言》中强调:"凡授我艺者,敬之如父母,作为终身同业伴侣。彼有急需,我接济之。视彼儿女,犹我兄弟,如欲受业,当免费并无条件传授之。"

东西方不同的医学伦理学思想体现出对生命的高度尊重,对患者的真诚关爱、严谨的医疗作风和精益求精的医术要求,形成了护理伦理的优良传统。

二、现代护理伦理学的确立

南丁格尔建立的现代护理学为现代护理伦理学的确立奠定了基础。她为世人留下了 200 多部专业著作和文章,其中最具代表性的是她编写的《医院札记》和《护理札记》。书中处处从实际出发,蕴含了对患者的关心和爱护,通篇展现了高尚的护理伦理学思想。她说:"护士的工作对象不是冰冷的石块、木头和纸片,而是有热血和生命的人类。""护理工作是精细艺术中之最精细者"因此护士"必须有一颗同情的心和一双愿意工作的手""必须记住自己是被患者所依赖和信任的,她必须不说别人的闲话,不与别人争吵……她必须尊重自己的职业,服从上帝的召唤,因为上帝是出于信任才会把一个人的生命交付在她的手上"。《医院札记》为护理伦理学的形成奠定了坚实的基础。

《护士伦理守则》提出了护理伦理的理念和规范,指出"护士的基本任务有四个方面:增进健康、预防疾病、恢复健康和减轻痛苦。"护理的本质是尊重人的生命、尊重人的尊严和尊重人的权利。现代护理教育体制的形成、各种护理组织的成立标志着现代护理事业的形成,而护理伦理规范的提出和不断完善标志着现代护理伦理学的确立。

三、当代护理伦理学的现状与展望

(一)护理伦理学日趋规范化、法治化

由于护理伦理学在护理教育与护理质量的提高中发挥了独到作用,因此对护理伦理的研究也日益被各国卫生机构和国际医疗卫生组织所重视,从而形成了一系列的护理伦理规范,为护理事业的发展提供了更好的伦理保障。如 1953 年国际护士会制定了《护士伦理学国际法》,1976 年美国护士协会(ANA)制定了《护士章程》,1988 年我国卫生部制定了《医务人员医德规范及实施办法》、1993 年我国卫生部颁布了《中华人民共和国护士管理办法》、2008 年 5 月 12 日起实施了《护士条例》、2020 年国务院对《护

士条例》又进行了修订。

（二）护理伦理学教育受到普遍重视

为了全面培养与提升护士的素质，各医疗机构、护理院校在对护理伦理规范加强研究探索的过程中，加强了护理伦理的学科建设，使护理伦理成为现代护理教育体系中一门新兴的独立的医学人文学科，为护士道德素质的培养与提高奠定了知识基础。

（三）护理伦理学观念逐步更新与转变

随着医学科学技术的不断发展、更新，人们对生命神圣论有了更加科学的认识，生命伦理观念也在不断发生变化。人们正逐渐将生命神圣、生命质量和生命价值相结合，将义务与效果相统一，将护理伦理与多学科融合，全方位、多视角地进行护理伦理思考。

第3节 学习护理伦理学的意义及方法

一、学习护理伦理学的意义

（一）立德树人，造就高素质护理人才

新医学模式和整体护理观念指导下的工作，对护理人员的素质提出了全新的要求，护理道德素质是护理人员必不可少的素质，要提高这一素质，就必须学好护理伦理学。

（二）提高护理质量，推动护理科学发展

新医学技术、护理技术的广泛应用，护理领域的拓展，对护理人员提出了更高的道德要求。系统学习护理伦理学，就能自觉地运用护理道德理论指导自己的护理实践，正确应对现代护理实践中出现的各种伦理问题，排除伦理选择中的困难，为自己的护理工作及科研找到正确的方向。

（三）践行生命价值观、社会主义核心价值观

医务工作者是推动卫生健康事业发展的重要力量。自新型冠状病毒肺炎疫情发生以来，广大医务工作者义无反顾冲上疫情防控第一线，同时间赛跑，与病魔较量，顽强拼搏、日夜奋战，为抗击疫情付出了艰苦努力，作出了重大贡献，彰显了敬佑生命、救死扶伤、甘于奉献、大爱无疆的精神，生命价值观、社会主义核心价值观在他们身上得到了充分的体现。所以，学习护理伦理学，加强职业自律性，是践行生命价值观、社会主义核心价值观的需要。

二、学习护理伦理学的方法

（一）理论联系实际法

理论联系实际法又叫案例分析法，这种方法避免了纯理论教学的空洞性、乏味性，提高了教学的针对性、实效性，提高了学生参与教学的兴趣，激发了学生浓厚的学习热情。

（二）历史分析法

护理道德是社会道德的重要组成部分，有其独特的历史发展过程和相应的社会文化特征，它由社会经济基础决定，并且受当时政治、法律、文化、宗教等其他社会意识形态即政治上层建筑的影响与制约，并随着社会经济关系和护理实践的发展而发展。因此，我们要考察社会发展过程中的一定时期的护理道德，就应将它放在当时的历史条件下去加以辩证分析，使它符合历史逻辑。这是我们应该坚持的方法论。

（三）阶级分析法

不同的伦理学说总是反映了不同阶级的利益、愿望和要求。同样，护理道德也必然会有深深的阶级烙印。这就要求我们学习研究护理伦理学时，坚持阶级分析的方法，只有这样才能得到符合实际的分析和结论。

（四）系统的理念

护理伦理学是护理伦理意识、护理伦理规范、护理伦理活动三个子系统构成的系统。三个子系统之间相互关联、相互制约，构成有机整体，要很好地学习。研究护理伦理学，就是要把护理道德作为系统来认识，既坚持整体性原则，把护理道德的各个要素联系起来考虑，又要坚持动态性原则，研究护理道德的文化发展和历史联系。

（五）逻辑分析法

要对护理道德现象作科学的分析和研究，从而探索出本质及其变化规律，不仅需要我们对其进行是非善恶的道德评价判断，而且还需要我们对不同时空、不同领域、不同社会环境下形成的护理道德进行异同及其原因的考察和分析。只有这样才能科学地认识和把握护理道德现象。

链接

南丁格尔誓言

余谨以至诚，于上帝及会众面前宣誓：

终身纯洁，忠贞职守。

勿为有损之事，

勿取服或故用有害之药；

尽力提高护理之标准，

慎守病人家务及秘密，

竭诚协助医生之诊治，

务谋病者之福利。

谨誓！

目标检测

一、名词解释

1. 护理伦理学
2. 护理道德规律

二、选择题

单项选择题

A₁/A₂型题

1. 1973 年，国际护士会制定了（ ）
   A.《护士章程》
   B.《护士伦理守则》
   C.《护理研究之一权伦理指引》
   D.《医护人员医德规范及其实施办法》
   E.《日内瓦协议法》

2. 我国传统医学伦理著作《大医精诚》的作者是（ ）
   A. 李时珍
   B. 孙思邈
   C. 张仲景
   D. 华佗
   E. 林逋

3. 是谁为现代护理伦理学奠定了基础（ ）
   A. 南丁格尔
   B. 希波克拉底
   C. 华佗
   D. 邹瑞芳
   E. 孙思邈

4. 下列哪项护理伦理关系是护理伦理学的核心问题和主要研究对象（ ）
   A. 护患关系
   B. 护医关系
   C. 护护关系
   D. 护理与社会的关系
   E. 护理与科学的关系

多项选择题

5. 下列哪些属护理道德现象（ ）
   A. 意识现象
   B. 规范现象

  C. 法律现象   D. 活动现象   E. 护理道德关系

  E. 物质现象   7. 护理道德的"三要素"是（ ）

6. 护理伦理学研究的内容有（ ）   A. 道德意识   B. 道德关系

  A. 护理道德基本理论 B. 护理道德规范体系   C. 道德活动   D. 道德规范

  C. 护理道德实践   D. 护理道德难题   E. 道德现象

（袁丽容）

第 2 章
护理伦理学的基本理论

案例 2-1

陆月林，女，1920 年 10 月出生，浙江绍兴人，副主任护师。1938 年考入上海协和高级护士职业学校学习，毕业后一直从事护理工作。她说："作为一名护士，要真正爱你的病人，真正爱生命，要用你自己的心灵去爱……"她是这么说的，也是这么做的。有一次，陆月林在金华中心医院查房，发现一位病人情绪低落。原来，这位患者脑出血经抢救脱险后，仍有偏瘫，无法站立，导致心灰意冷。陆月林柔声安慰："别灰心，我学过针灸，我帮你站起来。"此后 1 年多的时间，她风雨无阻，每天步行 5 公里，登门为病人针灸、按摩，报酬却分文不取，那时，她已 70 多岁。

问题：陆月林身上体现了护理伦理学的哪些基本理论？

护理伦理作为一门学科，有其构成学科体系的主要观点和基本理论。护理伦理思想来源于中西方伦理学，它吸收了东西方现代伦理学、生命伦理学和哲学等理论成果，在多元文化的交融碰撞中形成了生命论、人道论、美德论、义务论、功利论、公益论等有代表的理论，构成了护理伦理的理论框架，是学习和研究护理伦理提高护士道德水平必须理解和掌握的理论基础。

一、生 命 论

医疗卫生工作与人的生命紧密相连，医疗卫生工作的性质决定了生命论是护理伦理学的主要理论基石和价值起点。生命论是围绕一个人的生命质量、价值以及人们关于生命的观念来决定进行何种医学处置的伦理学理论。人们对生命论的认识从最初的认为生命是至高无上、神圣不可侵犯的生命神圣论，发展到后来更加客观理性的生命质量论、生命价值论等不同的生命论观点。

（一）生命神圣论

生命神圣论是一种强调人的生命不可侵犯和至高无上的伦理观念。它认为，生命权利是人的基本权利，人的生命不容践踏，在任何情况下都是最重要的。因此在临床上，任何时候抢救生命都是最要紧的事情，同样，以任何理由放弃抢救生命都是不道德的。

（二）生命质量论

生命质量论是关于人的生命和生存必须具备一定质量才可以说是神圣的一种理论。很显然，它是对传统生命神圣论的一种修正和补充。生命质量是一个极其复杂的问题，不可能像产品质量、工程质量那样易于把握，但作为一种自觉认识和理性追求，它一直蕴含于医学之中，只不过在漫长时间里，它并未像生命数量那样被人们高度关注，直到现在它才在医学和社会中凸显出来。安乐死、临终关怀及优生学的出现，都与生命质量论有关。

1. 生命质量论的分类　生命质量可以从三个方面进行评价和衡量。

（1）主要质量　是指个体的身体和智力状态，是满足个体自身生理及生存的最基本需要，是判别生理、心理健康与否的重要标准。如果这种质量程度过低，则不应该维持其生存，如无脑儿或严重的先天畸形，应终止其生存。因此，主要质量也是一种低级的生命状态。

（2）根本质量　是在与他人和社会的相互作用关系中体现出来的生命活动的意义和目的。

（3）操作质量　是指运用智力测定方法和诊断学标准来测定智能、生理方面的人的质量。

当然，生命质量也可用患者痛苦和意识丧失的程度来衡量，如认为晚期癌症患者、不可逆性的昏迷患者等，其生命质量是非常低的。

2. 生命质量论的影响　生命质量论是在生命神圣论的基础上对生命伦理问题的进一步认识，弥补了生命神圣论的部分缺陷，为护理伦理提供新的研究方法和丰富理论基础作出了积极贡献。

积极影响：生命质量论把动机与效果统一起来作为道德的主要判定标准。这为解决医学难题提供了依据。比如，在临床救治中关于是否延长、维持、结束挽救治疗，先天性残疾患儿如何处理，计划生育中有关绝育、遗传咨询等，生命质量论为这些问题的处理和有关卫生政策、新技术的开发与利用提供了理论支撑。

局限性：就人的自然素质谈生命存在的价值，在大多数情况下，两者是一致的，但并不绝对。比如有的人生命质量很高，而其存在价值很小，甚至是负价值；也有的人生命质量很低，但却有他的存在价值，其价值甚至超过常人。因此，仅以生命质量的高低为标准来对生命的存在加以取舍，实际上是抹杀生命的神圣性，一定程度上会降低人们对生命的敬畏感。

（三）生命价值论

1. 生命价值论的含义　生命价值论是指人的生命对自身、他人和社会的意义或者效用。在医学领域里追求生命价值就是指以医学手段维持、恢复、保护一个人的生命所体现的意义。生命价值论包括内在和外在两种价值。内在价值是生命自身的价值，也叫固有价值；外在价值是生命对他人或社会的价值，也叫工具价值。判定一个人的生命价值应当把内在价值和外在价值相结合，不仅重视其生命的内在质量，更应重视生命的社会价值。

2. 生命价值论的影响　生命价值论是在生命神圣论、生命质量论的基础上对生命伦理意义的进一步探索。生命至高无上，重视生命质量，研究生命存在的价值意义，为全面认识生命的存在提供了科学依据。这些理论探讨为规范医学活动道德标准，为医务人员的健康成长和医疗卫生事业的发展指明了正确的方向。

总之，生命质量和生命价值表达的都是一个人生命的性质和状态，都是人对自身健康追求的目标和境界，二者是直接相通的。生命质量意味着生命价值，生命价值体现着生命质量，这就决定了生命质量论与生命价值论是相互说明、相互支撑的，但是二者仍存在差别。对某一个具体的生命个体来说，生命质量是其内在根据，生命价值是其外在表现，前者侧重于生命的自身构成素质，后者则强调生命的现实功效，这也就决定了生命质量论与生命价值论既是相通的，又是互补的，生命质量论是生命价值论立论的前提和基础，生命价值论是生命质量论阐释的深化和拓展。

要正确认识生命神圣论、生命质量论和生命价值论之间的关系，就必须把三者辩证统一起来认识。生命之所以神圣，是因为它有质量、有价值，离开了生命质量和生命价值的生命并不是神圣的生命。

二、人　道　论

（一）人道论的含义

人道论即人道主义理论，指主张维护人的尊严、权利和自由，重视人的价值，要求人能得到充分自由发展的思想。

医学人道主义，是古今中外医德传统的精华，也是护理道德要研究的重要内容，它是贯穿于护理伦理学发展始终的一条理论基石。医学人道主义是一种发扬同情心，救死扶伤，爱护和尊重伤病员，维护患者利益和幸福的伦理思想，它是一种强调人的地位，肯定人的价值，维护人的尊严和幸福，满足人的健康需要和利益的道德理论。

（二）人道论的内容

医学人道主义产生的基础在于人类最基本的生存需要和医者的根本职责，而这一情况并不因时代的发展和社会制度的变化而改变，那么，以关心、同情和救治患者为中心的医德原则，在任何时代和社会都应成为医学人道主义的基本内容和要求。医学人道主义内容非常广泛，其核心内容是尊重患者，主要体现在以下方面。

1. 尊重患者的生命　是医学人道主义最根本的思想。人同其他事物相比表现出决定性的价值，正如《黄帝内经》中所强调的"天覆地载，万物悉备，莫贵于人"。历代医学家都强调尊重患者的生命，这就要求医务人员拥有高度的责任感，积极救治患者的生命。

2. 尊重患者的生命价值　要求一方面要尊重患者的个体生命，另一方面要从生命的自身和社会价值两个层面的统一来衡量生命的意义。对那些已丧失生命存在意义且不可逆转的患者，医务人员取消达不到医疗目的的治疗或在患者、家属的要求下终止或撤销治疗是符合人道主义的。相反，采取不惜代价而又达不到医学目的的治疗和抢救，是不符合当代医学人道主义要求的。

3. 尊重患者的人格　患者应有人的尊严，应该得到医务人员的尊重与维护。当代医学人道主义特别强调对精神病患者、残疾患者等人格的尊重，绝不能歧视和不尊重他们。对一般患者要表现出同情、关心、爱护和体贴。

4. 尊重患者的权利　患者不仅有正常人的权利，而且还有一些特殊权利，如平等医疗权、获得医疗信息权、知情同意权、保守秘密权、监督权、因病获得休息和免除社会义务的权利等，医务人员应尊重和维护患者的这些权利。对囚犯、犯罪嫌疑人等特殊患者也应给予必要的医疗措施，体现医学人道主义精神。

三、美　德　论

（一）美德论的含义

美德论，也称德性论，是研究做人应该具备的品格、品德，告诉人们什么是道德上的完人和如何成为道德上的完人。对于护理人员来说，美德论指的是护理人员必须具备的职业道德，包括追求崇高的医德品质，不断完善医德行为，加强对医德原则和规范的认识，并逐渐形成具有稳定性的行为习惯，使主观医德认识与客观医德行为达到有机统一。

（二）美德论的内容

在护理道德中美德的内容十分丰富，主要有以下内容：

1. 仁慈　即仁爱慈善，对患者要有恻隐之心，同情、尊重、关心患者，热情地为患者服务。正如中国历史崇尚"医乃仁术"的命题，认为"无恒德者，不可以作医"。医务人员是仁慈的化身，仁慈最能体现医学人道主义的思想和道德要求。

2. 诚实　讲真话，办实事，实事求是，有了差错事故敢于承认并吸取教训。

3. 审慎　行动之前周密思考，行动之中小心谨慎，行动之后反思提高。

4. 公正　公平合理地协调医学伦理关系，一视同仁地对待服务对象，合情合理地分配卫生资源，坚持原则，不抱成见，不徇私情。

5. 进取　刻苦钻研护理技术，不断更新知识，提高护理水平，虚心向同行学习，不断提高护理质量和水平。

6. 廉洁　医风严谨正派，不图谋私利。

7. 协作　在工作中能与其他医务人员密切配合、相互尊重、相互支持、齐心协力，并敢于勇挑重担。

8. 奉献　不怕苦，不怕累，迎难而上，勇于牺牲个人利益。

四、义　务　论

（一）义务论的含义

义务论，作为一种系统化的伦理学说是从近代开始的，随着近代医学和伦理学的诞生而发展起来。它指的是以生命神圣观为思想基础，以医患关系为客观前提，以强调医生对病人的义务和责任为核心内容，以确定医生的行为准则为目的的道德理论。义务论，作为规范伦理学的范畴，其特点是从既定原则或应当观念出发，提出某种义务和责任，并要求医务人员在道德上必须履行。

（二）义务论的影响

积极影响：第一，它为医疗实践活动确定了道德基础，为处理医患关系提供了基本准则。促进了病人的健康和临床医学的发展。第二，它培养了医学人道主义精神和良好的医德医风。为医务人员指明了高尚的道德信念和追求。第三，它对于医学伦理学的产生和发展起到了重要作用。比如早期的医学伦理学属于规范伦理学，是对医疗行为进行道德规范的学科。义务论既是一种规范伦理学，也是伦理学发展早期的一般形态。早期医学伦理学的存在和发展的主要形式是各个时期的医德誓言、法规等，如最早的医德规范《希波克拉底誓言》和标志西方现代医学伦理学诞生的《医学伦理学日内瓦协议法》，都是义务论的体现。所以，早期的医学伦理学实际上就是义务论伦理学，是关于医务人员对病人的义务和责任的伦理学说。

局限性：在道德价值判断上具有片面性和单一性。由于传统义务论的道德视野仅限于医患关系，而且是单向的医生对病人的义务关系，从而也就决定了它的道德目标只能在病人身上，而不可能扩大到整个人类，反映在其理论体系中只规定了医生对病人的义务和责任而没有明确医生对他人和社会的义务，更没有规定病人的义务，表现出病人权利与病人义务、病人利益与社会利益相分离的倾向。

五、功　利　论

（一）功利论的含义

功利论是以人们行为的后果来判定某一行为是否合乎伦理，并以功利效果作为道德价值之基础或基本评价标准，同时强调行为实际效果的价值普遍性和最大现实的伦理学说，它属于道德目的论范畴。

（二）功利论的影响

积极影响："最大多数人的最大幸福"是功利论的基本信条，在这一信条的影响下，功利论主张护士的行为要满足患者和社会大多数人的健康利益需要，强调了护士在行动之前要考虑行为的效益，这促使护士在护理活动中更加关注行为的后果，关注护士自身的合法利益，把护士个人利益与医院、社会的整体利益结合起来，把眼前利益与长远利益结合起来，有利于培养医院和护士的竞争观念、效率观念和开放观念，更有利于护士树立正确的人生观、价值观、职业观，促进护士的更快成长成才。

局限性：一方面，功利论未将动机的纯洁性和合理性考虑进去，可能会导致为了达到目的而不择手段的情况出现；另一方面，在一定程度上功利论存在自私性，如果缺少正确的价值观和道德立场的指引，功利论容易滋生小团体主义和极端利己主义。

六、公　益　论

（一）公益论的含义

公益论主要是指医务人员从社会和全人类的长远利益出发，公正地解决医学活动中出现的各种利益矛盾，使医学活动不仅有利于病人，而且有利于社会、人类和后代，有利于生态环境和科学技术发展的理论，是义务、价值与公益的统一。

（二）公益论的内容

具体内容：①医务人员不仅要对个体病人负责，而且要对社会负责。②在治疗疾病时，要顾及生命的社会意义和价值，要考虑到昂贵的卫生费用对社会经济带来的后果，以及社会公益的价值。③要使医学科学的成果为人类提供公平合理的分配，不允许只有少数人享用，而使大多数人受到疾病的威胁。④医务人员的道德水平不仅取决于个人，更取决于医疗卫生部门所实行的方针政策的道德水平。

（三）公益论的影响

积极影响：公益论的发展克服了义务论的某些不足与局限，一方面加强了医务人员的社会责任，同时有利于解决现代医学发展中出现的医学道德难题，另一方面，公益论作为卫生政策、卫生发展战略的伦理学理论根据，有助于解决医疗卫生资源的公正分配，以实现"人人享有卫生保健"的战略目标。

局限性：公益论在生产力不够发达、社会贫富差距较大的情况下，要彻底实现面临诸多考验。

◎ 目标检测

单项选择题

A₁/A₂ 型题

1. 现代医学伦理学中，对生命的看法已转变为（　　）
   A. 生命神圣论
   B. 生命质量论
   C. 生命价值论
   D. 生命质量与生命价值相统一的理论
   E. 生命神圣与生命质量、生命价值相统一的理论

2. 下列主张从社会和人类利益出发，公正合理地解决医疗卫生活动中的各种矛盾的是（　　）
   A. 义务论　　　　　B. 公益论
   C. 生命论　　　　　D. 人道主义论
   E. 美德论

3. 生命价值论包括如下内容除了（　　）
   A. 生命所具有的潜在的创造力或劳动能力
   B. 生命的内在价值或自我价值
   C. 生命的社会价值
   D. 生命"神圣论"
   E. 为社会创造物质和精神财富的价值

4. 护理人道主义内容非常广泛，具体包括如下方面，除了（　　）
   ①尊重患者的生命；②尊重患者的合法权益；③尊重患者的人格；④尊重患者平等的医疗权利；⑤尊重患者的所有要求

   A. ①+②
   B. ①+②+③
   C. ①+②+③+④
   D. ①+②+③+④+⑤
   E. ②+③+④+⑤

A₃/A₄ 型题

5. 吴某，男性，15岁，四肢短小，塌鼻、眼裂小、吐舌，先天愚型面容，口齿不清、智力低下，无生活自理能力。该患者出生后7天，医院便诊断其为唐氏综合征，建议家属放弃该患儿。患儿父母明知孩子的生命没有价值，但出于对孩子的爱，拒绝了院方的建议。10多年来，为了照顾孩子，母亲常年休假在家，并再也没有生育。下列各点，你认为最可取的是（　　）

   A. 医院建议放弃婴儿的意见是符合道德的，对家庭、父母、社会都有利
   B. 病儿的存在使父母无余力再生一个健康的孩子，享受不到应有的天伦之乐，从伦理角度看，是不道德的
   C. 患儿对社会毫无价值，在出生不久后让其死亡，比让其活着更人道
   D. 从我国现有的生命价值观出发，对已存活的唐氏综合征患儿应尽力照顾和培养他，使其逐渐能料理生活，减轻家庭负担
   E. 这类患儿长大以后，可以同意其结婚，但不允许其生育

（赵小洁）

第 **3** 章
护理伦理学原则、规范和范畴

案例 3-1

20 世纪 80 年代，薛红菊从崇明卫校毕业后就进入了医院，从事起了护理工作。一次，薛红菊所在的科室里来了一位坏死性胰腺炎的患者。该患者是一位独居老人，老人来时已经神志不清，全身发紫，情况十分危急。薛红菊立即为老人擦身、洗脸、更衣，积极配合医生救治。急救完成后，薛红菊为老人放置了深静脉导管，并和同事们一起为老人翻身、拍背、排痰等。为了让老人能恢复得更快更好，薛红菊每天早上都会买些老人喜欢吃的豆浆、小馄饨、面条等。薛红菊精心的照料赢得了老人的信任，后来老人索性把自己的工资卡交给了薛红菊，让她为自己代购一切生活用品。最后老人康复出院时，紧紧握住薛红菊的手，泪流满面地说："谢谢你，要是没有你，我可能早就不在人世了。"薛红菊用精湛的护理技术、真诚周到的服务赢得了良好的口碑。

问题：薛红菊的行为体现了哪些护理伦理原则？

一、护理伦理学的原则

护理伦理学的原则是护理伦理规范的总纲和精髓，是指导护理工作者的最高道德标准。护理伦理原则包含基本原则和具体原则两个方面，在当下护理学快速发展的新时代，这两方面原则是指导护理工作者履行光荣使命的航标。

（一）护理伦理学的基本原则

1. 护理伦理学基本原则的含义　护理伦理基本原则是社会主义道德原则在医疗卫生、预防保健、护理服务等领域中的具体运用和表现。它贯穿于护理伦理发展的全过程，是护士在护理工作中处理人与人之间、个人和社会之间关系所应遵循的根本指导原则，统率着护理伦理具体原则、规范和范畴，是衡量护士护理道德水平的最高道德标准。

2. 护理伦理学基本原则的内容　包含三方面：救死扶伤，防病治病；实行社会主义的医学人道主义；全心全意为人民的身心健康服务。

（1）救死扶伤，防病治病　这是社会主义医疗卫生事业的根本任务，也是实现医德目标的途径和手段。以新医学模式和大卫生观念为理论特征的当代医学，客观地把医疗、预防、保健体系推向了一个新的阶段，这要求护理人员在坚定不移地贯彻预防为主方针的同时坚持防治结合，努力为人民群众提供全生命周期的卫生与健康服务，与此同时，更要树立大卫生、大健康的理念，运用自己的专业知识和技能，竭尽全力地减轻和消除患者的病痛，做好疾病的预防工作，维护和保障人类的健康，关注患者利益和社会整体利益，将全心全意为人民健康服务的医德目标转化为实际行动，从而体现科学与道德的统一。

（2）实行社会主义的医学人道主义　一方面体现了在社会主义制度下对人的生命价值的肯定与尊重，另一方面，体现了护理伦理继承性和时代性的统一。社会主义的医学人道主义在继承传统医学人道主义精华的基础上，在新时代更加强调了对生命的敬畏和尊重。作为护理人员不仅要一视同仁地关心、爱护和尊重患者的生命价值和人格，而且要通过精湛的技术来践行生命至上的内涵，用实际行动弘扬社会主义的人道主义精神。

（3）全心全意为人民的身心健康服务　是社会主义道德原则在医护人员职业生活中的具体化。人民群众是社会物质财富和精神财富的创造者，是推动历史前进的根本力量，医务人员应当在职业生活中全心全意地为他们服务，不但要为人民群众的身体健康服务，而且还要为他们的心理健康服务，以达到身心的统一。在危难时刻，要把人民生命安全和身体健康放在第一位。护理人员是人民健康的守门人，要做到全心全意地为人民健康服务，就必须坚定不移履行好医护人员的职责，为推进健康中国战略的实施贡献力量。

"救死扶伤，防病治病"是医疗卫生和护理事业的根本任务，也是实行医学人道主义和全心全意为人民健康服务的途径和手段，它是衡量医务人员职业道德的基本尺度；"实行社会主义的医学人道主义"是社会公德在医疗卫生和护理职业中的具体体现，也是医护人员对待患者的一种内在精神，体现了继承性和时代性的统一，它是贯穿医学领域始终的一种医护道德思想；"全心全意为人民的身心健康服务"是社会主义道德在医疗卫生和护理职业中的具体体现，是医护道德的根本宗旨和目标，体现了医护人员的无私奉献精神和职业道德的最高层次。

（二）护理伦理学具体原则

护理伦理的基本原则是具有指导性的根本原则，在具体运用时需要操作性强的具体原则，以实现基本原则的要求。具体原则主要包括自主原则、不伤害原则、公正原则和行善原则。

1. 自主原则　应该包含以下两个方面：被告知和不被强制。前者可以理解为积极的义务，即要求医护人员在告知信息和促进患者自主决策时，应是尊重的态度；后者可以理解为消极的义务，即自主行为不应当受制于他人的控制性约束，这个原则是广义的、抽象的规定，因而在针对特定情境时需要进行细化。自主原则在现代医患关系中，主要表现为尊重患者的自主权和知情同意权。患者的自主权是患者权利中最为基本的权利和价值。

患者的自主权主要包括：

1）有权自主选择医疗单位、医疗服务方式和医务人员。

2）有权自主决定接受或不接受任何一项医疗服务，但在特殊情况下，如患者生命危急、神志不清不能自主表达意见时可由患者家属决定。

3）有权拒绝或接受任何指定的药物、检查、处理或治疗，并有权知道相应的后果。

4）有权拒绝非医疗性活动。

5）有权决定出院时间。但患者只能在医疗终结前行使此权利，且必须签署一项声明或说明，说明患者的出院与医疗单位判断相悖。

6）有权根据自主原则自付费用与其指定的专家讨论病情。

7）有权决定转院治疗，但在病情极不稳定或随时有危及生命可能的情况下，应签署一份书面文件，说明是在临床医师的充分说明和理解基础上作出的决定。

8）有权享受来访及与外界联系，但应在遵守医院规章制度的基础之上。

9）有权自主决定其遗体或器官如何使用。

10）其他依法应由患者自主决定的事项。

当然，患者的自主权并不是绝对的，要视具体情况而定。比如，有些患者会因身体及心理的情况而降低其自主性，对于自主能力较弱甚至是没有自主能力的患者，如婴幼儿、严重智障者、昏迷者、丧失理性的精神病患者等，由于其本身不具备理性思考和判断能力，因此不具有自主决定的能力。

2. 不伤害原则　也可称有利无害原则，是指医护人员的医疗行为动机与效果都应该最大限度避免使患者的身体、心灵或精神受到伤害，即不做伤害患者的事情。但任何一项医疗服务都具有双重性，既具有对患者康复的巨大健康利益，同时也具有可能的医疗伤害。因此，不伤害原则的真正意义不在于消除任何医疗伤害，而是强调护士在医疗实践中树立为患者高度负责、保护患者健康和生命的护理理念，将医疗的伤害降低到最小限度,以最小的损伤获得患者最大的利益。

不伤害原则并非一个绝对的伦理原则,这是因为临床上有时无法避免地会给患者带来身体或心理的伤害,如因治疗需要实施截肢手术而造成身体和心理的伤害等。因此,医护人员在治疗护理的过程中一定权衡利害,诊疗方案的选择和实施追求以最小的代价获得最大的效果,这在护理伦理理论中称为最优化原则。最优化原则的主要内容包括四个方面,同时也是对护士在护理过程中提出的要求。

(1)疗效最佳 指的是诊疗效果在当时的医学发展水平上或在当地医院的技术条件下是最佳的。疗效最佳的判断既要考虑医护人员选用的诊疗护理措施所产生的效果应该是目前医学界普遍认可的,同时又是适应具体患者的最有效的诊治护理措施,所采用的治疗护理措施符合和反映该医院的现有技术水准,同时被患者所接受。

(2)损害最小 任何医疗技术都具有损、益的双重性,给患者造成伤害有时是难以避免的。为了减少对患者的伤害,最优化原则要求应审慎对待易造成患者伤害的医护技术,医护人员应当以安全性最高、副作用最小、风险最低、伤害最小作为选择诊疗护理技术的标准。

(3)痛苦最轻 对患者而言,痛苦是客观存在的。既包括疾病本身的痛苦,也包括患者因医疗过程中的负担而带来的痛苦;既有肉体上的痛苦,也有精神上的痛苦。因此,最优化原则要求医务人员应当在确保治疗效果的前提下选择给患者带来痛苦最轻的治疗护理手段,减轻患者疾病的痛苦是医护人员应尽的责任。

(4)耗费最少 对于患者来讲,医疗费用的问题成为影响患者接受治疗护理的重要因素之一。医护人员一定要坚守医护道德,在确保治疗效果的前提下,选择对患者耗费最小的治疗措施,尤其要反对医院"过度医疗消费"来损害患者的正当经济利益。

3. 公正原则 公是无私,正是不偏不倚,公正即公平正直,没有偏私。著名的伦理学家罗尔斯认为,公正是给予某人应得之报偿或合法之要求,如果一个人未具应得报偿之条件而给予奖赏即为不公正。公正原则在医疗护理实践中的应用就是医疗护理公正。所谓医疗护理公正,就是根据生命权的要求,按照合理的或大家都能认可的道德原则,给予每个人所应得到的医疗护理服务。

公正原则包括两方面内容:一是人际交往公正,二是资源分配公正。

人际交往公正即医疗护理服务过程中平等对待每一位患者。

资源分配公正包括宏观分配和微观分配。前者是指国家在全部资金或资源中按比较合理的比例分配给医疗卫生保健事业部门,以及在医疗卫生保健事业部门内部合理地分配到各个地区和各个部门。后者是指医务人员、医院及其分支机构决定哪些人可以获得及获得多少卫生资源,尤其涉及稀有资源。随着我国卫生保健费用投资逐年增加,要达到卫生资源宏观分配的公正,必须随着经济社会的发展不断增加卫生保健费用的投入。对现有的、有限的卫生保健费用,必须做到公正分配,如城乡之间、预防与治疗之间、基础医学与临床医学之间、高精尖技术与普及性技术之间等,都应尽力做到合理分配,既要兼顾各方面的发展,又要考虑社会大众的急需。卫生资源微观分配的公正,首先要根据医学标准,如患者的年龄、成功的可能性及预期的寿命等;其次要参照社会价值标准,如患者过去对社会的贡献、将来可能对社会的贡献,以及科研价值等。

在医护实践中,人际交往公正要求医护人员要公正平等地对待每一位患者,对不同的患者能做到一视同仁;资源分配公正要求医护人员要让患者享有医疗保障的平等权利,做到公正优先,兼顾效率,合理配置卫生资源。

4. 行善原则 在护理伦理中行善原则是指护士为患者的利益应施加好处,履行善良或有利的德行。它包括两个层次:一是低层次原则,即不伤害患者,这是最低要求;二是高层次原则,即为患者谋利益,履行仁慈义务,做有道德、有良心的医护工作者。

行善原则之所以成为护理伦理关注的最重要的问题之一,在于它涉及救死扶伤,照护与关爱人的生命,提高生命质量与价值等终极问题。比如,医学之父希波克拉底在他的早期著作中提出:"应做对患者有益之事,至少勿伤害患者。"南丁格尔也强调行善的重要性:"护理患者时,应关心患者的福祉,一方面为患者做善事，另一方面则应预防伤害患者。"国际护士会在 1973 年修订的《护士伦理守则》中，将护士职责由"保存生命、减轻痛苦、促进康复"修改为"增进健康、预防疾病、恢复健康和减轻痛苦"，强调护士除了帮助患者恢复和维持健康的基本职责外，也应该善待患者，具有行善的责任。这些都在强调行善是护士的义务。

在医护实践中，行善原则要求护士的行为对患者确有助益，而且在利害共存的情况下要进行权衡。为使护士的行为对患者确有助益，要求护士做到以下四点：①行为要与解除患者的痛苦有关；②行为可能解除患者的痛苦；③行为对患者利害共存时，要使行为给患者带来最大的益处和最小的危害；④行为使患者受益而不会给他人带来太大的损害等。

二、护理伦理学基本规范

护理伦理规范是在护理伦理原则的指导下，规范护士言行的具体道德标准和要求，是护理伦理原则的进一步展开。它回答了护理人员在护理工作中应该做什么、不应该做什么，比较全面地指明了护理人员应该怎样去选择自己的行为。

（一）护理伦理学基本规范的含义

规范，就是规则或标准。护理伦理规范就是社会对护理人员的基本要求，是护士在护理实践活动中用来调节人际关系、判断护理人员行为是非善恶的一种标准，是一种特殊的职业道德规范。护理伦理规范主要靠护士的内心信念发挥作用，是以人民群众的身心健康利益和促进社会主义医疗卫生事业与医学科学事业的发展为前提。如果护理人员违反了这些规范并造成一定后果，不仅违背了护理职业道德，还有可能面临法律的制裁。

一般来说，护理伦理规范以条文式的守则、法规等形式呈现，比如，我国唐代孙思邈的《论大医习业》，明代陈实功的"五戒""十要"，《希波克拉底誓言》，德国胡弗兰德的《医德十二箴》，1948 年颁布的《医学伦理学日内瓦协议法》，1964 年的《世界医学协会赫尔辛基宣言》，1977 年的《夏威夷宣言》等。我国对医学伦理学的基本规范作出明确规定，2012 年 6 月 26 日，由卫生部、国家食品药品监督管理局、国家中医药管理局联合印发《医疗机构从业人员行为规范》（以下简称《规范》），该《规范》分总则、医疗机构从业人员基本行为规范、管理人员行为规范、医师行为规范、护士行为规范、药学技术人员行为规范、医技人员行为规范、其他人员行为规范、实施与监督、附则共十章六十条，整合、细化了有关医疗卫生法律法规、规章制度中对医疗机构从业人员的要求和规定，为各级各类医疗机构内所有从业人员提供了行为规范的基本要求。

（二）护理伦理学基本规范的内容

护理伦理规范有些是明文规定的，有些则是约定俗成的，随着时代和社会的发展，护理伦理规范需要不断在实践中总结提炼，以更好地适应时代和人民的需要。

1. 爱岗敬业，忠于职守　爱岗敬业反映的是从业人员对待自己职业的一种态度，它体现的是从业者热爱自己的工作岗位，对工作极端负责，敬重自己所从事的职业的道德操守，是从业者对工作勤奋努力，恪尽职守的行为表现。作为一名护士，只有热爱其所从事的工作，才能不断进取，不断努力，精益求精，尽职尽责。南丁格尔之所以成为护理界最光辉的形象代表，成为全球护士的楷模，与她热爱护理工作和对护理事业的执着追求是分不开的。

2. 刻苦钻研，精益求精　医学科学是关于生命的科学，医疗效果的好坏，既与护士的道德品质有关，又与护士的护理技术水平密切相关。所以，精湛、娴熟的专业技能是每一位护士必备的基本素质。此外，医学事业的不断发展对护理工作也提出了更高的要求，这就需要护士要有强烈的求知欲望，奋发进取，刻苦钻研，治学严谨，精益求精，不仅学习护理专业基本理论、现代护理科学知识以及相关的医学心理学、医学伦理学、医学美学和医学社会学等人文社会科学知识，同时需要熟练掌握各项正规的护理操作新技能，提高护理的技术水平，以此更好适应护理科学的快速发展，更好满足人民对身心健康更多更高的需求。

3. 尊重患者，平等待患　尊重是人的一种基本精神需要，尊重患者就是要尊重患者的人格和尊严。它是建立良好护患关系的前提和基础，也是护士最基本的道德品质。护士对待患者应抛开民族、性别、职业、信仰、党派、国籍及其他社会属性和自然属性的干扰，一视同仁地尊重患者的人格、权利和生命价值，满足患者的正当愿望和合理要求，决不能厚此薄彼、亲疏不一。做到设身处地地体谅患者因患病的痛苦、看病的艰难和治疗的麻烦而产生的焦虑和烦躁，坚决杜绝不尊重患者的现象。

4. 态度和蔼，举止端庄　对患者态度和蔼是一个重要的护理伦理规范，因为护士在与患者的交往过程中，其一言一行对患者都会产生影响，而仪表举止作为一种无声的语言，会在精神上给患者一定的影响。所以，护士在护理工作中要始终做到和气、亲切、文雅、谦逊。要注意自己的仪表和举止，要衣着整洁、姿态稳重、精神饱满、举止大方、性格开朗、观察敏捷、反应迅速。这样才能接近患者，及时掌握患者的病情发展情况，同时，温文尔雅的气度、和蔼可亲的态度、端庄大方的举止对患者来说，犹如一缕春风、一剂良药，也能让其感受到尊重、信任和安全。

5. 团结互助，协同共进　随着医学科学的发展，护理工作的分工越来越细，只凭一个护士是难以全面、准确、合理有效地进行护理治疗的，现代医学科学技术的运用需要医护人员的共同努力和密切协作，而且护理工作的广泛性特点决定了护士与医院各类人员、各个部门有着千丝万缕的联系。因此，医护之间、医患之间应当互相尊重，互相爱护，密切配合，为战胜病魔共同努力。

6. 语言文明，关心体贴　护士对患者的同情、关心、体贴，在很大程度上要通过语言来传达。语言不仅是自身良好素质和修养、境界的体现，也是赢得患者信任与合作、帮助患者康复的需要。希波克拉底说过："医生有两种东西能治病，一是对症的药物，二是良好的语言。"护士也同样如此。俗话说："良言一句三冬暖，恶语伤人六月寒。"患者往往根据护士的言语来体验和判断医护人员对他们的态度和情感，所以护士在接诊和护理的过程中，应努力做到语言亲切，文明礼貌，关心体贴，避免简单、生硬、刺激性的言语和消极暗示性的言语，导致对患者不必要的伤害。

7. 廉洁自律，遵纪守法　是医护人员自律的医德要求和医德品质，它是护士全心全意为人民身心健康服务的一项重要标志。防病治病、救死扶伤是护士的天职，绝不能利用自己工作之便和患者对自己的感恩心理向患者索要财物、赠品，或让患者为自己办事。护士要始终保持清醒的头脑，时刻牢记自身的责任和患者的利益，在任何时候都要正直廉洁，奉公守法，不徇私情，不图私利，以自己的廉洁行为维护白衣天使的社会信誉和形象。

🔥 医者仁心

刘泉利——视患者如亲人　二十余载奉献在护理岗位

一顶白色的燕尾帽，一身白大褂，经常脚步匆匆，永远暖暖的笑容，在新疆生产建设兵团第七师一三〇团医院的门诊、住院部病房、抢救室，甚至患者家中，都有她温暖靓丽的身影。她叫刘泉利，一位 70 后医护工作者。年近八旬的冀天才老人是位患有脑梗死、气管炎、脑血栓等多种病症的老患者，老人每年都要多次住院治疗，由于长期受病痛折磨，冀天才经常烦躁，无端发脾气，每当这时，刘泉利就会像女儿一样细心地去安抚老人，直到老人安静下来耐心接受治疗。一次，刘泉利为一位脑出血患者做完护理后，这位不能开口说话的患者忽然吃力地举起手在空中比画，刘泉利把纸和笔递到患者手里，患者在纸上歪歪扭扭写下了两个字"谢谢"。那一刻，刘泉利感动得无以言表，觉得自己所做的一切都是值得的。工作 20 多年来，她视患者如亲人，舍小家为大家。经她护理过的患者都说，刘泉利就是他们心中最美丽、最可爱的白衣天使。

三、护理伦理学基本范畴

（一）护理伦理学范畴的含义

范畴是各个知识领域中的基本概念,反映事物的本质和普遍联系。护理伦理范畴是指在医学实践中,医护人员与他人、社会之间最本质、最重要、最普遍的伦理关系。护理伦理范畴是护理伦理原则和规范的必要补充,同时受护理伦理原则和规范的制约。

（二）护理伦理学基本范畴的内容

护理伦理学的基本范畴包含权利与义务、情感与良心、审慎与保密、荣誉与幸福等。

1. 权利与义务　既是法律体系中的范畴,也是道德体系中的范畴。护患双方都是权利与义务的主体。在护理伦理的道德体系中所指的权利,包含护士的道德权利和患者的道德权利,同理,义务也包含护士的义务和患者的义务。

（1）护士的权利与义务

1）护士的道德权利:护士作为劳动者,依法享有《中华人民共和国劳动法》中的所赋予的法律权利;作为护士,享有《中华人民共和国护士管理办法》规定的权利"第四条　护士的执业权利受法律保护。护士的劳动受全社会的尊重。""第二十六条　护士依法履行职责的权利受法律保护,任何单位和个人不得侵犯。"具体到护理实践中,主要包含以下内容。①被尊重的权利:包含专业被尊重和人格被尊重。②执业过程中的自主权和决定权:这是临床护士的一项基本权利。在护理诊治过程中,采用什么方法、需做什么检查等,都属于护士权利范围内的事,护士具有自主决定权,护士的这种权利不受外界干扰,是独立的、完全自主的,患者及其家属,乃至整个社会,都应尊重这种权利。③特殊干涉权:在特定情况下限制患者自主权以维护患者、他人或社会的根本利益。当然,特殊干涉权的行使并不是任意的,只有当患者的自主原则与生命价值、有利原则等发生冲突时,才能行使特殊干涉权。④参与权:包含参与影响护理政策决策的权利和影响工作条件决策的权利等。⑤保护服务对象:这既是护士的权利又是护士的义务,当护士发现护理人员有任何不能胜任、不合伦理或者不合法的执业行为可能对患者造成潜在或已存在的伤害时,应及时向上级主管部门报告。⑥其他权利:筹组护理专业团体、从事护理研究、进行学术交流、接受继续教育的权利等。

2）护士的道德义务:护士作为劳动者,需履行《中华人民共和国劳动法》中有关劳动者的义务;作为执业人员,护士需履行专业性的法律义务。《中华人民共和国护士管理办法》比较详细地规定了护士的法律义务。结合护理实践可具体归纳为以下内容。①尊重患者:包含尊重患者生命和人格尊严。②尽职尽责地为患者提供最佳护理服务:护士在执业中应当正确执行医嘱,必须遵守职业道德和医疗护理工作的规章制度及技术规范,观察患者的身心状态,对患者进行科学的护理。遇紧急情况应及时通知医生并配合抢救,医生不在场时,护士应当采取力所能及的急救措施。③努力提高专业知识、技术水平和发展护理科学:护士有承担预防保健工作、宣传防病治病知识、进行康复指导、开展健康教育、提供卫生咨询的义务。④保密:护士在执业中得悉就医者的隐私,不得泄露,但法律另有规定的除外。⑤维护集体、社会整体利益:遇有自然灾害、传染病流行、突发重大伤亡事故及其他严重威胁人群生命健康的紧急情况,护士必须服从卫生行政部门的调遣,参加医疗救护和预防保健工作。

（2）患者的权利与义务　患者的权利主要包含以下内容:①被尊重的权利:包括患者的生命、人格尊严、隐私等都有被保护和被尊重的权利。②公正平等享受医疗及护理的权利。③自主权:在临床实践中,可能出现患者自主与医生做主发生冲突的情况,此时,护士既应协助医生处理好患者自主与医生做主的关系,又应处理好护士独立做主与患者自主的关系。尊重患者自主权,并不意味着医护人员可以放弃或者减轻自己的道德责任,也绝不意味着听命于患者的任何意愿和要求。当患者做出不合理的决定时,医护人员的特殊干涉是符合行善原则和不伤害原则的。与此同时,自主还包括在法律允许的范围内,患者有拒绝接受治疗和被告知拒绝接受治疗的后果的权利。④知情同意权：指患者拥有知晓自己病情和治疗护理措施，并自主选择合适的诊治护理决策的权利。⑤医疗监督权：患者有权监督自己的医疗护理权利能否实现，并有权利要求医院在其能力范围内，对其服务作合理解释的权利。

患者的义务主要包含以下内容：①积极接受、配合诊治、维护健康的义务。②促进医学科学、护理科学的发展的义务。③遵守医院各种规章制度的义务。④尊重医务人员及其劳动的义务。⑤遵守医院规章制度的义务。⑥自觉交纳医疗费用的义务。⑦正常出院的义务。

2. 情感与良心

（1）情感　是人们内心世界的自然流露，是对客观事物和周围环境的一种感受反应和态度体验。护理伦理情感是在长期的护理实践中经过反复磨炼而逐渐形成的。它是护理伦理品质的基本要素，是护士对患者、他人、集体和社会所持态度的内心体验，建立在尊重人的生命价值、人格和权利的基础上，表现出的对生命、对患者、对护理事业的爱，是一种高尚、纯洁的职业伦理情感。主要包含以下内容。①同情感：是最基本的伦理情感，是一种社会主义人道主义的同情心，是促使护士为患者服务的原始动力，是对患者的遭遇、病痛和不幸在自己的情感上发生的共鸣，这种共鸣就是我们常说的同情心。护士有了这种同情心，才会设身处地地为患者着想，为患者做好各种护理，尽全力解除患者的痛苦，帮助患者恢复健康。②责任感：是在护理伦理情感中起主导作用的情感，是伦理情感的关键。它是在同情感的基础上的升华，是高层次的情感。这种情感要求护士要把挽救患者的生命，促进患者的康复视为自己崇高而神圣的职责和义不容辞的责任，要把患者的健康利益看得高于一切，在护理过程中就能做到为患者不辞辛劳，尽心尽责，一丝不苟，严谨细致，慎独自律。③事业感：这是对自己所从事的护理事业的热爱，是对护理工作的探索精神，是对科学真理的执着追求。它是责任感的进一步升华，是更高层次的伦理情感。具有事业感的护士，除对患者高度负责之外，还要把本职工作看作是一种神圣的事业，是自己生命中最重要的部分，是自己为之奋斗一生的目标。因此，为了护理事业的发展，为了自身业务技术的提高而发奋图强，刻苦学习，勤奋工作，不断探索，不断追求。同时不计较个人得失，乐于奉献，勇挑重担，不畏风险，从而在护理工作中取得优异成绩，实现全心全意为人民服务的伦理原则和自己的人生理想与价值。④至亲感：出自集体主义和全心全意为患者服务的思想，为了患者的健康，把自己的生死安危置之度外。具有了这种情感，护士在护理实践中能更加善待患者，对患者做到无微不至地关心、体贴和照顾，做到不是亲人胜似亲人。但它与患者家属的亲情感是不同的，它是具有理性的，是建立在护理科学基础上的，是根据护理科学允许范围来满足患者的要求的。

（2）良心　是人们对是非、善恶、荣辱、美丑的内心深刻认识和感受，是对所负道德责任的内心感知和行为的自我评价与自我意识。护理伦理良心是护士在履行对患者、集体和社会的义务过程中，对自己行为应负道德责任的自觉认识和自我评价能力。评价护士的职业良心必须以护理伦理原则和规范为依据和出发点，凡是符合要求者才是护士应有的职业良心，凡是不符合要求者应感到惭愧和内疚。

护理伦理良心的内容主要表现为护士对患者满腔热情和高度负责的服务。无论在什么情况下，都以满腔热忱的态度和高度负责的精神工作，急患者所急，想患者所想，尽一切力量为患者服务，忠于护理事业，忠于患者，忠于社会。凭借职业良心，哪怕再苦再累，也尽职尽责地工作，从而感受到良心上的满足与喜悦。

护理伦理良心对护士的行为选择具有指导作用。无论是护理行为之前的自我选择，还是护理行为之中的自我监督，抑或是护理行为之后的自我评价，良心都对护士的行为选择意义重大。护士在做出某种行为之前，良心根据道德义务的要求，对行为动机进行自我检查，促使自己认真思考，从而作出正确的行为选择。护理伦理良心在护士行为之中具有监督作用。在护理活动中，良心对符合护理道德要求的情感、信念和行为给予支持、肯定；反之，则给予制止或否定，并及时调整行为方向，避免不良行为的发生。护理伦理良心在护士行为之后具有评价作用。在护理活动中，良心促使护士对每个行为的后果作出评价，对良好的后果加以肯定，并引起精神上的喜悦与满足。相反，当行为的后果给患者带来痛苦和不幸时，良心就予以谴责，使其感到惭愧、内疚和悔恨。

3. 审慎与保密

（1）审慎 护理伦理审慎是指护士在行为之前的周密思考与行为中的小心谨慎。它是一种道德作风，也是良心的外在表现。哲学家伊壁鸠鲁说过："最大的善乃是审慎，一切美德乃由它产生。"审慎是护理人员对患者和对社会的义务感、责任感、同情心的外在表现。

护理伦理审慎主要包含语言和行为两个方面的内容。①语言审慎：护理人员的语言表达会对患者产生影响，护理人员真诚、体贴、温暖的话语会让身体不适、焦虑不安的患者心情愉快，更愿意积极配合完成治疗，这要求护理人员在与患者沟通时要注意用通俗易懂、安慰、鼓励的语言帮助患者增强战胜病魔的信心。②行为审慎：护士在护理实践的各个环节上，严格地遵守规章制度和操作规程，自觉做到认真负责，谨慎小心，一丝不苟：如青霉素皮试，如果轻易地判断患者阳性，意味着患者将失去使用这一常用抗生素的机会；如果轻易判断患者阴性，患者就有可能发生严重的过敏反应。所以，事情虽小，但要审慎对待。

审慎对于护士的作用：一方面，有利于帮助护理人员养成良好的护理作风，提高责任感，从而避免疏忽大意、敷衍塞责而酿成护理差错、事故，这是提高护理质量、保证患者生命安全的重要条件；另一方面，有利于促使护士钻研业务知识和提高技术水平，在以高度负责的态度对待患者，以护理伦理的原则、规范严格要求自己和加强自身道德修养的过程中逐渐达到慎独的境界。

（2）保密 是保守机密和隐私，不对外泄露和传播。它是审慎的一种特殊要求，是对护士特殊的职业要求。护理伦理保密是指护士要保守患者的秘密和隐私，以及对其采取的保护性措施。护理伦理保密主要包含以下内容。①为患者保密：患者为了治愈自己的疾病向医护人员说出自己的秘密和隐私，护士绝不能将患者的疾病史，各种特殊检查和化验报告，疾病的诊断名称、治疗方法等和患者不愿向外泄露的其他问题随意泄露，任意宣扬。同时还有责任采取有效的措施保证患者的秘密不被他人获得。如果泄露患者的秘密，损害患者声誉，造成严重后果的要负道德甚至法律责任。②对患者保密：这主要是对一些患有预后不良疾病的患者采取隐瞒性的做法，是一种保护性治疗措施。在护理实践中，护士对目前尚不能治愈的疾病，为使患者在有限的生命中愉快地度过人生，应向其保守病情的秘密，从而给患者生的希望。但护士有必要把治疗的种种后果详细地向患者家属讲明说清，不能隐瞒，避免造成医疗纠纷。③保守医疗科研秘密：护理人员有责任也有义务从国家社会的整体利益和社会公共利益出发，按照国家相关规定和要求严守医疗护理机密、科研机密，避免给国家、社会、人民群众造成损害。

4. 荣誉与幸福

（1）荣誉 护理伦理荣誉指护士履行了社会义务之后，得到社会的表扬、奖励和赞许。它不但是人们或社会对护士道德行为的社会价值的客观评价，而且也包含了护士道德情感上的满足意向，它是护士心目中知耻心、自尊心和自爱心的表现。

护理伦理荣誉建立在护士全心全意为人民健康服务的基础上，护士只有热爱护理事业、全心全意为人民的健康服务，并在自己的岗位上作出贡献，获得社会的褒奖，才是真正的荣誉。护理伦理荣誉是护士的个人荣誉和集体荣誉的统一。一方面，个人荣誉包含着集体的智慧和力量，是群众和集体才智的结晶；另一方面，集体荣誉是个人荣誉的基础和归宿，个人荣誉是集体荣誉的体现和组成部分。因此，在荣誉面前，每个护士都要首先想到他人、集体，保持谦让的态度。同时，在集体荣誉中，要看到每个护士为集体作出的贡献，并根据贡献大小，给予个人应得的荣誉。当然，荣誉仅是护士过去工作的印记，并不代表未来，因此护士要保持谦逊谨慎的态度，戒骄戒躁，并继续努力才能保持荣誉。

护理伦理荣誉对护士的作用主要表现在两方面：一是评价作用。荣誉通过社会舆论的力量，旗帜鲜明地表明集体、社会支持什么，反对什么。因此，它可以促使护士关心自己行为的社会后果，并严格地要求自己，以便自己的行为获得社会的肯定和赞许。二是激励作用。荣誉不但可以促使荣誉获得者更加严格地要求自己，努力保持自己的荣誉，而且作为一种精神力量可以激励广大护士关心荣誉、争取荣誉，从而形成一种积极向上的正气并推动广大护士不断进步。

（2）幸福 护理伦理幸福是建立在集体主义和高需要层次基础之上的，它是指护士在物质生活和精神生活中，由于感受到或理解到职业目标和理想的实现而得到的精神上的满足。

护理伦理幸福包括三个统一。①物质层面和精神层面的统一。护理伦理幸福既包含物质生活的改善和提高，又包含精神生活的充实，而且只有用健康、高尚的精神生活指导和支配物质生活，才能真正感到生活的意义。护士在护理实践中通过合法劳动获得应有的物质报酬，从患者的康复中获得精神上的满足，以实现自己工作的价值，就可以感受到幸福和快乐。②个人层面和社会层面的统一。国家社会的集体幸福是个人幸福的基础，个人幸福是集体幸福的一种体现。离开集体幸福，护士的个人幸福是无法实现的。在强调集体幸福高于个人幸福的前提下，积极关怀和维护护士的幸福也是必要的。③创造幸福和享受幸福的统一。"幸福都是奋斗出来的"，护士只有通过辛勤劳动、精心医护，在为患者的服务之中使患者恢复健康，才能获得物质上和精神上的满足。因此，护士的幸福既寓于职业劳动和创造的成果之后，也寓于职业劳动和创造的过程中，是创造幸福与享受幸福的统一。

目标检测

单项选择题

A₁/A₂型题

1. 在整个护理伦理规范体系中居于核心地位的是（　　）。
   A. 护理伦理基本原则　　　B. 护理伦理修养
   C. 护理伦理范畴　　　　　D. 护理伦理法律
   E. 护理伦理理论

2. 医疗护理工作基本职责是（　　）。
   A. 救死扶伤，防病治病
   B. 实行社会主义的医学人道主义
   C. 尊重患者的生命价值和人格
   D. 全心全意为人民的身心健康服务
   E. 善待他人

3. 不伤害原则具有（　　）。
   A. 绝对性　　　　　　　　B. 相对性
   C. 可避免性　　　　　　　D. 可逆转性
   E. 不可避免性

4. 护理人员利用职务之便去谋求个人利益违反了护理伦理基本规范的（　　）。
   A. 忠于职守　　　　　　　B. 尊重病人
   C. 廉洁自律　　　　　　　D. 团结协作
   E. 助人为乐

5. 护士最高层次的情感是（　　）。
   A. 同情感　　　　　　　　B. 责任感
   C. 事业感　　　　　　　　D. 荣誉感
   E. 认同感

6. 在护理行为之前的周密思考和行为过程中的小心谨慎为（　　）。
   A. 荣誉　　　　　　　　　B. 审慎
   C. 胆识　　　　　　　　　D. 良心
   E. 责任

7. 良心在行为之后的作用在于（　　）。
   A. 选择　　　　　　　　　B. 监督

C. 评价　　　　　　　　　D. 反思
E. 反馈

A₃/A₄型题

8～10题共用题干：

患者，女性，22岁，在校大学生。因急性腹痛就诊，诊断为异位妊娠破裂出血，拟急诊手术。

8. 术前护理人员向患者介绍病情及预后，体现了护理人员的（　　）
   A. 保证患者权益的义务
   B. 及时救治患者的义务
   C. 维护患者治疗安全的义务
   D. 保护患者隐私的义务
   E. 认真执行医嘱的义务

9. 患者要求医护人员不要将真实情况告知同学，体现了患者的（　　）
   A. 知情权　　　　　　　　B. 回避权
   C. 服务选择权　　　　　　D. 隐私权
   E. 公平权

10. 患者在了解病情后签字同意手术治疗，体现了伦理学的（　　）
    A. 自主原则　　　　　　　B. 不伤害原则
    C. 公平原则　　　　　　　D. 行善原则
    E. 有利原则

11～13题共用题干：

产妇剖宫产后要求出院，医生同意其出院但未开具出院医嘱。该产妇家属表示先带产妇及孩子回家，明天来医院结账。而护士考虑到住院费用没有结清，有漏账的风险，故没有同意家属的要求，但家属不听护士的劝阻并准备离开。这时护士借口为孩子洗浴把孩子抱走了，产妇知情后大哭。

11. 护理伦理学基本原则不包括（　　）
    A. 不伤害原则　　　　　　B. 行善原则

C. 自主原则　　　　　　　D. 照顾原则

E. 公正原则

12. 该护士的行为违反了（　　　）

A. 自主原则　　　　　　　B. 不伤害原则

C. 公正原则　　　　　　　D. 行善原则

E. 照顾原则

13. 该家属的行为没有履行（　　　）

A. 积极配合医疗护理的义务

B. 自觉遵守医院规章制度的义务

C. 自觉维护医院秩序的义务

D. 保持和恢复健康的义务

E. 公民的义务

14. 一对夫妇婚后 8 年不孕，经检查为男方精子数量不足，因求子心切，愿意尝试人工授精。护士将此信息告知了科室的其他护士，并告知了同病房的其他患者。该护士的行为属于（　　　）

A. 渎职行为

B. 侵犯患者的隐私权

C. 侵犯患者的同意权

D. 侵犯患者的生命健康权

E. 侵犯患者的知情权

15. 保密的重要性不包括哪一项（　　　）

A. 不引起医患矛盾

B. 不危害他人及社会

C. 不引起患者家庭纠纷

D. 不导致患者自残等结果

E. 不引起对患者的歧视

16. 患者，男性，32 岁，车祸重伤被送去医院急救，因未带押金，医生拒绝为患者办理住院手续，当患者家属拿钱来时，已经错过了抢救最佳时机，患者死亡。本案例侵犯了患者的（　　　）

A. 自主权　　　　　　　　B. 知情同意权

C. 参与治疗权　　　　　　D. 基本医疗权

E. 保密和隐私权

17. 患者，女性，56 岁。卵巢癌手术前，护士遵医嘱为其置尿管。患者表情紧张地问："会不会很疼呀？"下列回答较妥当的是（　　　）

A. 放心，一点儿也不疼！

B. 当然会疼，谁让你受伤了呢！

C. 不太清楚。

D. 为了治病，疼也得忍着！

E. 会有一些疼痛，我会尽量帮你减轻痛苦。

18. 某中年男患者因心脏病发作被送到急诊室，症状及检查结果均提示心肌梗死。患者很清醒，但拒绝住院，坚持要回家。此时医生应该（　　　）

A. 尊重患者自主权，自己无任何责任，同意他回家

B. 尊重患者自主权，但应尽力劝导患者住院，无效时办好相关手续

C. 尊重患者自主权，但应尽力劝导患者住院，无效时行使干涉权

D. 行使医生自主权，为救治患者，强行把患者留在医院

E. 行使家长权，为救治患者，强行把患者留在医院

（赵小洁）

第 **4** 章

护理关系伦理

第 1 节　护患关系伦理

 案例 4-1

"亲爱的蔡老师：当你读到这封信的时候，我已经去了天堂……在我经历无边灰暗的时候，你来到了我身边。我身体上不断冒出的一个个伤口窦道，淌着脓水，发着恶臭，连我都无比厌恶我自己，而你不！我一直记得你弓着背弯着腰，仔细为我换药时的样子，那么投入、那么专注……尽管当时的我依然倔强或冷漠，但在心里，我明白你的好，更感谢你给了我超越血亲的爱。"这是一封来自"天堂"的信，写信人小雪大二时患上腹膜假性黏液瘤，最终离开了人世。因为伤口经久不愈，绝望的小雪曾有过放弃就医的念头。蔡蕴敏得知这个消息后，决定为小雪上门护理。在 11 个月的时间里，蔡蕴敏为小雪上门换药 84 次，所在护理团队的其他成员上门服务 36 次。120 次的坚持给饱受病痛折磨的小雪带去了亲人般的爱。离世前一天，小雪在自己的博客中写道："蔡老师让我能继续在天堂里微笑。"金山医院的领导和同事这样评价蔡蕴敏：用"问、闻、看、断"四步法护理、治愈患者的伤口，付出爱心、耐心、细心和责任心温暖着他们的心。

问题：上述案例体现的护患伦理有哪些？

人际关系是指人与人在生产、生活过程中产生的联系。人际关系融洽，不仅有利于协调人与人之间的心理氛围，也有利于日常的学习和工作。在护理工作中，处理好人际关系是做好护理工作的前提，包括护理人员与患者的关系、护理人员之间的关系、护理人员与医务人员的关系、护理人员与医技人员的关系、护理人员与社会公众的关系等。良好的护理人际关系，对护理工作质量的提高、促进医疗卫生事业的发展、加强医疗精神文明建设有重要意义。

一、护患关系的概述

（一）护患关系的概念

护患关系（nurse-patient relationship）是指护理人员与患者在医疗护理活动中产生的联系。护患关系根据双方的对象不同，可分为广义和狭义，狭义的护患关系指护士与患者之间的关系，广义的护患关系是指以护士为主体的护理群体与以患者为中心的群体间建立起来的医疗保健服务关系。护理人员包括护工、护士、护理行政管理人员等；患者包括患者本人、家属、监护人、单位组织等。在护理人际关系中，护患关系是最基本的人际关系，良好的护患关系对维护医疗护理人员工作具有重要意义。

（二）护患关系的基本内容

根据护理内容与护理技术实施有无关系，可将护患关系分为技术关系和非技术关系。

1. 技术关系　护患技术关系是护患关系产生的前提，是非技术关系形成的基础。技术关系是护患双方基于诊疗护理技术的实施而形成的行为互动关系，具体表现为护士帮助患者输液、注射、配药等。

2. 非技术关系　护患非技术关系是指在医疗护理服务中，护理人员与患者因社会、心理、文化等因素的影响而形成的道德、法律、价值等多种内容的关系。非技术关系是护患关系中最本质的关系，是技术关系的保障。在护患互动过程中，非技术性关系主要表现在以下几个方面。

（1）道德关系 在医疗护理活动中，护患双方应遵循一定道德规范。护理人员要具备高尚道德品质，尊重患者，保护患者隐私；患者应遵守就医道德，自觉维护医疗秩序。

（2）法律关系 护患双方的权利和义务受到法律保护，任何一方权益受损，都可依法追究对方的法律责任。

（3）价值关系 护患双方为实现各自的人生追求而形成的价值关系。护理人员通过运用护理知识和技能为患者提供优质服务，实现社会价值；同样，患者接受诊疗护理恢复健康，重返工作岗位，也能为社会作出贡献，实现社会价值。

（4）利益关系 护患双方在相互关心的基础上发生的物质、精神方面的利益关系。患者的利益主要体现在支付医疗费用后，获得医护人员的优质服务，解除病痛、恢复健康，并在人格和权利上获得尊重和保护；护士的利益则表现为收获自己的劳动报酬，并因患者恢复健康而得到内心的满足。

（5）文化关系 护患双方在文化水平、宗教信仰、素质修养等方面存在一定差异，这种差异可能会使双方在诊疗护理方案的选择上产生不同看法，如果不能恰当处理，可能会产生矛盾或冲突。所以，护理人员与患者的文化理解非常重要。

（三）护患关系的基本模式

1976 年，美国学者萨斯和荷伦德在《医学道德问题》上发表了《医生—病人关系的基本模型》一文，文中指出患者的不同疾病症状、患病轻重程度对医师与患者的主动性有重要影响，这种影响也适用于护患关系。护患关系基本模式包括三种：主动-被动型，指导-合作型，共同参与型。

1. 主动-被动型 这种模式是最原始的护患关系模式。这种模式中，护理人员处于专业知识的优势地位、诊疗护理的主动地位，作为"监护者"身份积极主动为患者护理；而患者处于服从和被动安排的地位，不能发表看法和给出建议。护理人员与患者就如父母与婴儿一样，所有关于孩子的决定都由父母做出。这种模式中，护理人员虽能充分发挥自身的主导作用和能动作用，但却限制了患者参与治疗的权利，这种过分强调护理人员权威性、忽略患者主动性的模式越来越体现出其固有的局限，受到很多批评和反对。在临床护理中，这种模式仅适用于休克昏迷、精神病、婴幼儿、神志不清等患者，以及在特殊情况下尤其在患者危急关头，护理人员可以为挽救患者生命做出及时的护理决定。

2. 指导-合作型 这是构成现代护患关系的基础模式，是在生物-心理-社会医学模式影响下形成的主要模式。这种模式中，护理人员依据自己的技术和能力，以"指导者"身份告诉患者应该做什么和怎么做。这种交往方式对于提高护理服务水平，协调良好护患关系起到积极作用。但是护理人员的权威地位没有根本改变，护患之间仍然存在不平等性。在临床护理中，这种模式主要适用于急性病患者和外科术后恢复期患者。

3. 共同参与型 这是现代护患关系的发展趋势。这种模式中，患者的参与意识增强，维护生命健康的理念强化，会主动向护理人员提供病情信息、参与护理决策全过程，此时的护理人员已转变成患者的"同伴"。在诊疗护理中双方共同商讨护理方案，共同做出护理决定。这种模式是一种双向、平等的护患关系模式，不仅有助于消除护患隔阂，同时可以为建立互信互利的护患关系奠定良好基础。在临床护理中，这种模式主要适用于有一定文化水平的慢性病患者以及需要心理治疗的患者，护理人员可以在相互配合和协商的基础上选择最有助于患者恢复健康的护理服务。

在现实临床护理活动中，随着患者病情变化，护患关系模式也在转变。在患者患病的不同阶段，选择适宜的护患模式，有利于提高护理质量和促进护患关系和谐发展。

二、护患关系的伦理

1. 认真负责，精益求精 高质量的医疗护理离不开护理人员严谨认真的工作态度。护理工作关系到患者的生命安全，稍有不慎便可引发无法挽回的后果，护理人员应当不断扩大自己的专业知识领域，加强护理科研，提高应对复杂多变护理工作的能力。同时，护理人员还应积累临床实践经验，自觉遵守各项规章制度，对患者生命高度负责，减少伤害。

2. 尊重患者，一视同仁　护理行为一直都被认为是一项涉及健康和生命的专业性照顾服务，在护理活动中，护理人员和患者之间是平等的，需要相互尊重。在护理服务中，护理人员应不论患者的年龄、职业、社会地位如何，应做到一视同仁。只有患者感觉受到了尊重，才能建立对护理人员的信任。

3. 相互沟通，保守医密　在医疗护理中，护理人员需要经常与患者交流，才能及时、准确地掌握患者的病情信息，理解患者的痛苦，给予患者精神支持，护患关系才能更加密切。护理人员应当掌握良好的沟通技巧，善于根据不同的对象和具体情况，运用准确的沟通语言消除患者的对立心理，从患者的言谈、举止和情绪的细微变化中发现其心理活动的改变，主动对患者进行心理指导和健康教育。

护患沟通的内容有一部分资料属于患者的隐私，尤其在妇产科、男科、心理科中，很多信息涉及个人生活、性和感情方面的隐私，患者可能不会主动提供，仅仅出于诊治疾病的需要和对护理人员的信任，才会毫无保留地告知。护理人员应当给予患者充分的尊重，保护患者隐私。

第 2 节　护士与其他医务人员关系伦理

在整个医疗护理过程中，护理人员除了要处理好护患关系外，还需要进一步协调与其他医务人员的关系，包括护际关系、护医关系及与医技科室人员的关系等。护理人员正确处理好与其他医务人员的关系，是提高工作效率和护理质量、促进患者早日康复的重要条件，也有利于构建和谐的医院氛围，创建医院文化特色，也是护理伦理对护士提出的必然要求。

一、护际关系伦理

护际关系主要是指在医学护理实践中，护理机构内部的护理人员之间形成的关系，包括上下级关系、同级关系和教学关系等。

（一）高年资与低年资护理人员之间的人际关系及伦理

高年资与低年资护理人员的人际关系是一种师徒关系，主要通过"高年资护士—低年资护士"二级负责制来体现，这种关系是传授护理知识，继承临床护理技能和经验的主要途径。

高年资护士是指 40 岁以上或护龄 20～35 年、主管护师及以上职称，具有一定科室管理能力的临床护士。她们临床经验丰富，独立工作能力较强，能较好地处理各种应急事件，是护理专科化发展的业务骨干和重要资源，在培养带教低年资护士中起着不可替代的作用。

低年资护士是指学历较低和护龄较短的护理工作人员或本科学历 2 年以下护龄的护理人员，进入工作岗位时间较短，独立工作及分析、解决问题的能力较弱。所以，做好低年资护士的在职培训教育是一项十分重要的工作，需要由临床高年资护士来承担。

高年资护士带教过程中要为人师表，言传身教，爱护和培养低年资护士，从思想教育入手，加强职业道德教育，重视专业知识及理论知识的传授，从而全面提高低年资护士的工作能力。低年资护士要尊重高年资护士，爱岗敬业，虚心学习，努力提高自身临床工作能力。

（二）护士长与护士之间的关系及伦理

护士长与护士之间的关系在工作中是上级和下级，领导和被领导的关系，但在人格上是平等的关系。这种关系是在长期相互交往、配合、支持、信任、理解、关心的基础上建立起来的。

作为领导，护士长要慎用手中的权力，做到以身作则、严于律己、一视同仁、平易近人。首先应了解护士的需求，经常深入护士中进行调查研究，倾听护士的心声，做护士的领头人，但又不能以领导自居。在处理问题时，讲究方法。有了成绩，应看成大家努力的结果，出现差错事故，应主动承担责任。对护士，要做到在生活上关心、工作上指导、思想上帮助，做护士的知心人。作为下级，护士应尊重服从领导，虚心学习技术与经验。彼此坦诚相待，认真严谨地紧密配合，相互协调顺利完成工作任务，使护理质量得到提高。

（三）护理人员与护工的关系及伦理

护工是一种新型的职业，是指在医疗机构中，由病家聘用为患者提供日常生活照料的社会人员。临床护理人员从事的护理工作中大约有 3/4 是护理专业性的，1/4 是非护理专业性的。在目前国内无助理护士的情况下，由护工来承担非护理专业性的工作非常必要。所以，护工工作既是护理工作的组成部分，又是护理人员工作的延伸和补充。

在日常工作中，护理人员与护工分工明确，共同协作，为患者康复服务，争取使陪护质量与护理质量实现无缝衔接。

（四）护理人员与实习护生的关系及伦理

培养和造就德才兼备的优秀护士，不仅是护理事业发展的需要，也是每个带教护士义不容辞的光荣义务。

1. 带教护士要掌握批评技巧，尊重实习护生，耐心带教　护生在实习中，希望能胜任工作，有成绩，获得相应的荣誉，只有在这些需求得到满足的情况下，护生才能具有自信的感觉，觉得工作是一种享受，这些需求一旦受挫，就会导致其情绪低落、注意力不集中、不钻研业务等。因此，在带教前首先对护生进行知识、技能、态度等方面的综合评估，因人施教，制订出合理的带教方案。其次，在带教过程中应以身作则，言传身教，自己的一言一行对初次接触临床的护生有非常重要的首因效应。

2. 带教护士要努力钻研业务，提高教学水平　为提高带教水平，带教护士要不断更新知识，扩大知识面，努力提高教学能力，提高带教水平。

3. 带教护士要大胆带教，严格要求　在临床带教中，对实习护生不能无故指责，也不能放任自流。作为带教老师，有责任为实习护生提供实践的机会，在保证不发生医疗事故的前提下要放手锻炼护生临床操作能力。对实习护生应严格要求，不同类型的学生采用不同的带教方法，对学习不刻苦，不懂装懂的护生，要多提问、多考试，督促他们刻苦学习，勤学好问；对工作马虎，粗枝大叶的护生，要加强他们的基本功训练，养成审慎细致的工作作风。

4. 实习护生要尊重带教老师　实习护生要刻苦努力，虚心求教，循序渐进，不可脱离实际、好高骛远，为以后的临床护理工作打下坚实的基础。

二、护理人员与其他医事人员的合作伦理

（一）护理人员与医生的合作伦理

医护关系的基本模式为并列-互补型。

并列，即并排平列，无主次、从属之分。医疗和护理是两个并列的要素，在诊治疾病中分工不同，但目标一致，地位平等，发挥同等重要的作用。护士执行医嘱只是医护结合的一种形式，并不说明护士从属于医生，有的患者对护理工作的重要性不太了解，但他们对医护人员的"角色期望"是等同的。

互补，即医护之间互相协作，互为补充。医生和护士虽然工作的对象、目的相同，但工作的侧重面和使用的技术手段不尽相同。医生的主要责任是根据患者病情做出正确的诊断并采取恰当的治疗手段，以医嘱形式表达出来；护士的主要责任是以一整套护理工作创造性地执行好医嘱，一方面要全面细致地观察患者病情变化，为医生提供病情信息；另一方面如果发现医嘱有误，也要向医生提出建议，协助修

正不恰当的医嘱。

根据并列-互补型医护关系的基本模式，护理人员与医生应做到以下三点。

1. 彼此平等，相互信任　诊疗工作中，医生应支持护士的工作，护士也应维护医生的威信，二者共同做好患者的康复工作。

2. 真诚协作，密切配合　护医在诊疗工作中，要真正在心理、态度、技术等方面做到密切配合，步调一致，形成融洽的医护关系。

3. 相互制约，彼此监督　在诊疗工作中，医护偶尔会因工作头绪繁多，忽略一些细节，为了防止差错、事故的发生，医护双方必须相互制约和监督，相互提醒和弥补，不能相互责难推诿。

（二）护理人员与医技科室人员的合作伦理

1. 加强沟通，合作共事　护理人员与医技人员接触频繁，如送检标本、领取药品、协助患者做特殊检查等，都需医技人员配合。所以，护理人员必须了解各医技科室的工作特点和规律，主动与医技人员密切协作，医技科室也必须为诊疗、护理提供及时准确的技术支持。双方相互配合支持，为救治患者尽心尽力，共同为患者恢复健康服务。

2. 互相尊重，互助互谅　护技之间应互相尊重、以诚相待、多体谅、少埋怨，以患者健康为核心利益，主动从自己的工作中寻找漏洞，有效解决。

（三）护理人员与行政、后勤人员的合作伦理

医院行政、后勤保障是医院正常运行的重要环节，行政管理人员、后勤人员负责医疗仪器设备及生活设施的提供和维修，是提高医护工作质量的重要保证。因此，护士协调好与行政管理人员、后勤人员的关系是十分必要的，应建立起相互支持、相互尊重、相互信任的密切关系。

1. 护士与行政管理人员关系的伦理　护士应自觉尊重行政管理人员，礼貌、热情地对待行政管理人员，既要如实反映临床一线需要，又要树立全局观念，理解并支持他们的合理决策，服从管理；医院行政管理人员也要树立为临床医护工作服务的思想，支持、帮助护理人员完成本职工作，维护护理人员的合法利益，在人员配备、专业培训、设备更新等方面为一线医护人员着想。

2. 护士与后勤人员关系的伦理　护士应自觉尊重后勤人员，珍惜并爱护他们的劳动成果。当医院设施及后勤保障出现问题时，护士要及时告知，耐心地反映问题，与后勤人员一起配合解决并对他们的服务表示感谢。同样，后勤人员要树立为临床一线服务的思想，自觉、主动地做好本职工作，更好地为患者服务。

目标检测

一、单项选择题

A₁/A₂题型

1. 患者，女性，在校大学生。因急性腹痛就诊，诊断为异位妊娠破裂出血，拟急诊手术。术后宜采用的护患关系模式是（　　）
   A. 主动型
   B. 主动-被动型
   C. 指导-合作型
   D. 共同参与型
   E. 被动-被动型

2. 车祸致昏迷的患者，脑部CT提示颅内大量出血，需立刻行开颅手术。此患者应采取的护患关系模式是（　　）
   A. 主动-主动型
   B. 主动-被动型

C. 被动-被动型
D. 共同参与型
E. 指导-合作型

3. 在护理人际关系中，（　　）是最基本的人际关系
   A. 医护关系
   B. 护护关系
   C. 护患关系
   D. 护社关系
   E. 护技关系

4. 在护患互动过程中，非技术关系主要表现的方面不包括（　　）
   A. 道德关系
   B. 法律关系
   C. 价值关系
   D. 利益关系
   E. 沟通关系

5. 医护关系的基本模式为（ ）

    A. 并列-互补型   B. 主动-被动型

    C. 指导-合作型   D. 共同参与型

    E. 指导-服从型

二、简答题

1. 简述护患关系的基本模式及适用患者群体。

2. 简述护患关系的伦理规范。

三、案例分析

    一位肾衰竭的患者处于抢救期，一名护士看到氧气流量表无氧气，说道："哎呀，氧气什么时候没了？"处理完毕后，在给患者吸痰时，因吸痰器负压小，就说："破玩意儿，早就该淘汰了！"

    问：该名护士做法是否妥当？护士在与患者沟通交往时应注意什么？

（张璐璐 赵小洁）

第 5 章
社区卫生保健和康复护理伦理

第 1 节　健康教育和免疫接种护理伦理

 案例 5-1

　　她是一名普通的护士，从事护理工作 24 年来，用真心、热心、爱心认真履行基层护理人员职责。曾获得上海市青浦区"我心中的白衣天使好护士"等荣誉称号。她就是练塘镇社区卫生服务中心护士长——陈丽红。每当有急危重患者时，她总是冲在前面，深入病房、补液室，耐心地告诉患者注意保暖，随时增减衣物，注意膳食营养，指导患者如何有效吸氧、咳痰，如何锻炼呼吸功能。患者张奶奶今年 90 岁，长期卧床，大小便已失禁，需要护理。家属无从下手，求助到社区中心。陈丽红得知后主动上门服务。她不嫌脏、不怕臭，打来一盆温水，亲自脱下患者那已被大便污染得不成样的衣裤，为患者擦净皮肤，再执行导尿。她一边熟练地操作，一边耐心详细地给家属讲解老人居家照护注意细节。经过细心指导，家属掌握了基本技能而表示感谢时，而她却微笑着答道："这都是我们应做的事。"

　　问题：结合陈丽红的事迹，我们如何做一名有爱的社区护理工作者？

　　随着医疗护理事业的发展、医学模式的转变、人群疾病谱的变化、人类生存环境的恶化以及社会人口结构的变迁，社会对护理工作的要求越来越高，护理人员与社会的关系越来越紧密。社区、家庭护理保健已成为护理职业走向社会化的重要标志。因此，探讨护理人员与预防保健、社区家庭保健之间的关系及其护理道德要求问题，也是护理伦理学的重要研究课题。

一、健康教育的含义及伦理要求

　　随着现代医学模式的改变，健康教育已成为医疗卫生保健工作的重要部分，无论是在医院还是社区，健康对患者乃至全民都有着十分重要的现实意义，健康教育也是护理工作不可或缺的内容。患者能否在医疗、护理、保健活动中获得健康教育知识，满足健康教育的需求，很大程度上取决于护理人员的健康教育水平、意识和能力。

（一）健康教育的含义

　　健康教育是指通过有计划、有组织、有系统和有评价的教育活动，促使人群自愿采取有益健康的行为，以消除或降低影响患病的危险因素，降低发病率、伤残率和死亡率，达到促进健康、预防疾病、加速康复、提高国民生活质量的目的。护理健康教育是以护士为主，针对患者或健康人群所开展的具有护理特色的健康教育活动。按照现代护理观，健康教育的对象是所有的人，包括患者和健康人。健康教育的目的是使人们具有自我保健能力，对自己的健康从依赖医院和医生逐步转向依靠家庭和自己；善于用健康的观念处理个人生活、家庭生活、社会生活；通过改变不利健康的各种行为习惯，建立科学的生活方式，如有规律的作息、科学的锻炼、合理的营养、适宜的精神文化生活和健康和谐的人际关系，进一步提高自身的健康素质，达到精神、躯体和社会关系等方面的和谐统一。

　　护理人员有教育患者的责任，患者有接受健康教育的权利。高质量的健康教育，具有提高患者依从性、减轻患者心理负担，增强各种治疗效果的作用。随着疾病谱的变化，健康教育将成为一些疾病的主要治疗方法。做好护理健康教育，可以有效地改善护患关系，有利于社会及患者进一步认识护理工作的重要性。

（二）护理人员健康教育的伦理要求

1. 坚持以人为本，尊重服务对象　护理人员要树立以人为本的理念，尊重所有的服务对象，工作中要耐心细致，使每个人的健康都能得到保障。如在免疫规划工作中，更需要护理人员多作解释，有时还要主动上门服务，积极展开健康知识的宣传教育，从而使每个居民受到相关的健康教育。

2. 转变观念认识，坚持服务基层　健康教育目前已作为一种重要手段应用于临床和社区保健康复工作中，作为一名护理人员，首先要树立现代护理观，明确健康教育的重要性、必要性、长期性和复杂性，切实把健康教育作为一种自觉行为。开展护理健康教育不同于卫生宣传教育，它贯穿于护理工作的全过程，是护理人员从被动执行护理操作逐步过渡到围绕人的健康为目的的预防保健和促进健康上来。同时，应看到在我国广大的农村地区，农民的医疗卫生知识水平还比较低，尤其是边远穷困地区，居民的文化水平还相对落后、卫生条件较差。因此，面向广大农村和基层，向居民群众普及卫生保健知识，让群众自己主动采取行动保护自身健康，是广大护理人员的应尽职责。

3. 自觉履行职责，科学进行指导　护理人员要坚决贯彻预防为主的方针，树立"健康观"，把护理服务由医院扩大到社会人群，由对患者的护理扩大到对健康人的卫生保健服务，并采取切实可行的多种形式，开展有利于社会成员身心健康，有利于保护生态环境的活动，把增进人类健康作为自己的道德责任和目标。为了更好地开展健康教育，护理人员必须进行自我完善，加强横向知识的学习和渗透，特别是加强人文社会科学知识的学习，努力提高自身的素质和能力，以严谨的态度、务实的作风进行科学的护理健康教育指导。切忌为了追求经济收入而夸大某些药物、疗法、仪器的实际效用，以免使健康教育走上歧途。

总之，护理健康教育是护理工作的一个重要组成部分，应纳入护理管理体系，与护理工作融为一体进行有效的管理。护理人员应及时了解患者的心理、生理及社会状况，选择适当的健康教育时间和适合患者健康教育内容的施教方法，使每个公民获得公平、公正的健康教育。

二、免疫接种的概念及护理伦理

（一）免疫接种的概念

免疫接种（immunization）是用人工方法将免疫原或免疫效应物质输入到机体内，使机体通过人工自动免疫或人工被动免疫的方法获得防治某种传染病的能力的免疫预防策略。用于免疫接种的免疫原（即特异性抗原）、免疫效应物质（即特异性抗体）等皆属生物制品。免疫接种是指按年龄有计划地进行各种预防接种。儿童免疫接种也是保护儿童健康，增强儿童抵抗力的一项重要措施。

（二）免疫接种护理伦理

1. 满腔热忱，极端负责　实行社会主义人道主义，对全社会的人群身心健康负责，是预防保健道德的核心。每个预防保健的护士，必须清醒地认识到自己在工作中所做出的社会群体"诊断"，开出的社会型"处方"，其社会效果是巨大而深远的，自己的道德责任是严谨而重大的。正确地预防接种，是根治传染病的重要措施之一。护士必须有强力的道德责任感，在接种中做到不漏不错，并做好免疫接种的普及宣传工作。

2. 尊重科学，实事求是　免疫接种护士必须具有实事求是的作风。一方面，要根据人口谱、疾病谱及历年的免疫接种经验，主动配合卫生医师精细地制定和推行人工免疫计划和免疫接种程序。另一方面，要做到：根据传染病学特点正确地确定对象；认真检查接种对象的身体，严格掌握禁忌证；对接种反应要正确对待和迅速处理。同时护士要在科学技术上不断进取，要钻研技术，熟练掌握各种疫苗的机制、作用、注射途径、方法、副作用及禁忌证，另外要认真观察接种后的反应，为科研提供反馈信息，以利于新疫苗的研制。

3. 团结一致，通力协作　免疫接种不仅要对社会负责，也要对个人负责。免疫接种护士应该一切从大局出发，具有任劳任怨、不图名利、兢兢业业、献身事业的品格。免疫接种工作需要医务人员、有关社保人员等各方面参与，积极配合，团结一致，通力协作，才能取得良好的效果。

第 2 节　社区护理和家庭病床护理伦理

社区医疗是一项综合性卫生服务，主要面向城乡基层，实行初级医疗卫生保健，其目的是使社区居民防治疾病、增进健康。世界卫生组织认为，卫生服务必须贯彻"社区化"原则。1998 年召开的国际护士会上，又提出了"携手共促社区保健"的主题，把社区护理工作摆到了重要的位置。社区医疗卫生保健工作的深入开展，使越来越多的护理人员投身于这项事业，并在治疗护理和上门服务中发挥了重要的作用。

一、社区卫生服务的含义、特点及伦理要求

社区护理是社区卫生服务和全科医疗的重要组成部分，是综合应用护理学和公共卫生学理论，以促进和维护社区中的个体、家庭及群体的健康为目的的工作。

社区护理是社区卫生服务中最基本、最普遍的形式，是对社区内每个人、每个家庭、每个团体的健康服务活动，如健康教育、家庭护理、康复指导、营养指导、妇幼及老年人保健和心理咨询等。

（一）社区卫生服务的含义

社区是由共同地域、价值或利益体系所决定的社会群体。社区一般由五个要素构成：一定的人群、地域、服务设施、文化指导、管理机构。社区卫生服务起源于西方国家，是由家庭护理、地段护理及公共卫生护理逐步发展、演变而成的。社区护理在欧美等国家发展很快。我国社区卫生服务经过近几年的发展，已初具雏形，一些大城市初步建立了以社区人群健康为中心、社区为范围、家庭为单位，融预防、医疗、保健、康复和健康教育为一体的综合性的社区卫生服务模式。

社区卫生服务是全科医疗的重要组成部分，也可称为社区卫生护理或社区保健护理。根据美国护理协会的定义，社区护理是将公共卫生学及护理学理论相结合，用以促进和维护社区人群健康的一门综合学科。它不限于某一特别的年龄群或某一疾病，而是提供连续性的、动态的全科性质整体服务。其主要职责是视群体为一整体，适应健康促进、健康维护和健康教育，通过管理、协调和连续性的照顾，直接对社区中的个体、家庭和群体进行护理，使全民达到健康。

社区卫生服务是以人的健康为中心，服务对象是人、家庭和整个社区人群，以妇女、儿童、老年人、慢性病患者、残障人士为重点，融预防、保健、医疗护理、康复、健康教育、计划生育技术指导等为一体的基层护理服务。社区护理承担着医院外的医疗预防、保健、康复护理工作。

（二）社区卫生服务的特点

社区卫生服务与临床卫生服务有着较大的区别，社区卫生服务扩大了护理工作的职能，服务对象从患者扩大到健康人群，服务范围由医院走向家庭和社会，工作内容从帮助患者恢复健康扩大到预防保健和提高人群的生活与生命质量，其特点有以下几个方面：

1. 以促进健康为工作中心　医院的临床护理多以恢复人的健康为主，而社区护理则强调促进人类健康为主，它的中心任务是提高整个人群的身体、心理、社会整体水平。社区护理的服务宗旨是提高社

区人群的健康水平，以预防疾病，促进健康为主要工作目标。通过一级预防途径，如卫生防疫、传染病管制、意外事故防范、健康教育等，达到促进健康、维持健康的目的。

2. 服务对象以集体为主 医院的临床护理以单个的患者为主体，而社区护理的工作就是收集和分析社区人群的健康状况，运用护理程序的工作方法，解决社区存在的健康问题，而不是单纯只照顾一个人或一个家庭。社区人群包括健康与疾病、残障或临终的人，家庭，团体，各年龄段和各社会阶层的人群。社区卫生护理对象包括：个人、家庭、团体、人口群体、社区五个层次。当然，其重点人群是学龄前儿童、妇女、老年人、慢性病患者和残障人士。

3. 具有高度的自主性与独立性 医院护士是在医嘱的指导下进行工作，而社区护士由于工作范围广，而且要运用流行病学方法来找出容易出现健康问题的高危人群。在许多情况下，社区护士需要单独解决面临的健康问题，因此，社区护士有较高的独立性，需要具有一定的认识问题、分析问题和解决问题的能力。

4. 服务时间长 一般医院的患者住院时间短，护士只照顾其住院期间的需要，而社区服务对象长期居住于本社区中，因此，社区卫生服务时间长，护士对服务对象的家庭、社会文化背景了解比较深，相互之间关系也比较融洽，有利于评估其身心、社会状况，并给予恰当的预防、保护或照顾措施。

5. 综合性服务 由于影响人群健康的因素是多方面的，要求社区护士的服务除了预防疾病、促进健康、维护健康等基本内容外，还要从整体全面的观点出发，从卫生管理、社会支持、家庭和个人保护、咨询等方面对社区人群、家庭、个人进行综合服务。这种服务涉及各个年龄阶段、各种疾病类型；服务范畴"六位一体"，体现生理、心理、社会整体。由此可见，社区护理的面很广，有一定难度，需要护理人员有高水平、全面的知识和技能。

6. 与各方面合作加强 社区护理是团队工作。为了实现健康社区的目标，社区护士除了需与医疗、保健人员密切配合外，还要与社区的行政、福利、教育、厂矿、机关等各种机构的人员合作，才能完成工作。

（三）社区卫生服务的护理伦理要求

1. 真诚服务 社区卫生服务工作深入社会基层，直接面向社区人民群众。社区的每一户、每个人都是护理人员的服务对象。这就要求护士要真诚相待。主动地为社区群众服务，热心地为他们查病、防御疾病，用自己的真诚之心感化他们，使自己的工作得到社区群众的认同。

2. 尊重患者 由于社区成员年龄段不同、健康状况不同，其健康需求多种多样，这就决定社区护理人际关系的多样性。但无论如何，社区卫生工作人员都应尊重服务对象，热心服务，任劳任怨，持之以恒，尤其要尊重服务对象的隐私。例如，长期的社区护理中，护士可能对服务的家庭知根知底，稍不留意，就可能表露出对服务对象的看法，泄露个人的隐私，影响社区护理的开展。

3. 加强沟通，提高修养 沟通是对服务对象实施护理不可缺少的基本手段，社区卫生服务工作中，护士与服务对象沟通时，良好的语言能起到治疗作用，而粗劣的语言产生的却是致病作用。因此在社区护理中护士应该同情尊重服务对象，循循善诱；积极关注，耐心倾听；捕捉信息，及时反馈；适时发问，打破沉默。

4. 一专多能，团结协作 社区护士要有过硬的基础护理知识，还要掌握内、外、妇、儿等一般疾病的护理常规，以及心理学、伦理学、社会学、健康教育、饮食护理、康复训练等丰富的知识，给社区居民进行健康教育。

二、家庭病床护理的伦理规范

（一）家庭病床护理的含义

家庭是社区的基本单位，个人健康与家庭健康相互影响。以家庭为单位的照护是社区护理的一项重要原则，需要社区护士走进家庭提供服务。家庭护理通过家庭访视和居家护理得以实现。我国目前的家庭护理，以家庭病床护理为主要的居家护理形式，完成对家庭护理服务对象的预防保健、健康促进、护理照顾和康复护理工作。

家庭病床是由医疗单位选择适合在家庭条件下进行检查、治疗和康复的患者在其家庭就地建立的病床，以家庭为治疗和护理的场所。家庭病床把医、护、患、家庭联系在一起，集预防、保健、医疗、康复于一体，它的服务对象主要是：老、弱、残、幼、行动不便和临终患者；无需住院治疗的慢性病患者；经住院治疗或急诊留观，病情稳定，但仍需继续治疗的患者；需要住院治疗，因种种困难不能住院而又符合家庭病床收治条件的患者等。家庭病床的开设，方便了患者，解决了患者住院、陪护、饮食、资金等困难，使许多患者得到了及时的治疗和护理，从而满足了基层群众的卫生服务需求，提高了社会效益。它是社区卫生服务的重要组成部分。

（二）家庭病床护理伦理要求

1. 按时提供护理，维护患者利益　家庭病床地点分散、服务线路长、管理不便，护士必须认真做好服务次序和时间安排，遵守诺言、遵守时间、不辞辛苦、上门服务，不能以天气、交通、通信等理由延误治疗和护理；不论患者的社会地位、经济条件、居住条件如何和距离远近，都应一视同仁，把患者的健康利益放在首位，随时为患者着想，严格执行护理计划，为每位患者提供周到的护理服务，保障他们平等的医疗保健权。

2. 自律慎独，优质服务　慎独是一种情操、一种修养，也是一种自律、一种境界。家庭病床独特的护理方式，使护理人员单独处理问题的机会增多，如果护士为图方便、省事而简化操作程序或马虎应付，如不出现问题，患者及家属很难知晓。所以护理人员更要加强道德修养，忠于职守，遵守纪律，自我约束，自觉遵守各项规章制度和操作规程，做到慎独，为患者提供优质服务。

3. 明确目标，密切协作　家庭病房的病种繁杂、涉及多种疾病且病情多变，需要临床各科室医护人员共同协作与配合，严格执行查床、会诊、转诊制度。在护理和治疗过程中，护士应仔细核对，杜绝差错，要严格执行无菌操作，并向患者和家属交代注意事项和出现问题时的处理方法，以防意外的发生，必要时要增加上门巡视次数。对无人在家守护的患者或有特殊困难的家庭，护士应建立起信息沟通网络，协调关系，及时提供医护服务。

第3节　自我护理和康复护理伦理

一、自 我 护 理

（一）自我护理的含义

自我护理是个人为维持生命、健康和完好而需要自己进行的活动。一般基础护理采取的是替代护理的方式照顾患者，患者被动地接受护理人员的照顾和护理，这对于需要长期护理的功能障碍者来说，既影响了生活质量又不利于患者的独立。因此，康复护理应在病情允许的条件下，训练患者进行自我护理。重点是做好残存功能的强化训练，日常生活活动功能的训练和使用辅助用具的训练。同时还应对患者及家人进行必要的康复知识宣传，通过引导、鼓励、帮助和训练，使他们掌握自我护理的技巧，从而由被动地接受他人的护理转变为自己照料自己的自我护理，重返家庭和社会。

（二）自我护理的护理伦理规范

1. 认真细致，高度负责　要做好患者的自我护理，护士必须有高度负责的态度，努力认真履行职责。从对病情的了解，到自我缺陷的判定，再到护理计划的制订与实施以及自我护理能力与效果的评价，整个过程细致而复杂，必须认真负责地处理好每一个环节谨防意外和差错发生。在病情允许的情况下，首先指导患者自己完成刷牙、洗脸、梳头等简单的生活行为，在患者取得进步时给予肯定，增强他们的信心，再逐步过渡到更衣、如厕、下地活动等较难的生活行为，提高他们的生活质量。

2. 护士主导，鼓励自护　自我护理是以患者为主体、以护士为主导的活动。切不可以提高患者自我护理能力为由，把一些护理工作交由患者或家属去做，这是对自我护理的曲解，更不能嫌弃患者动作慢，为了快速完成任务，把本应教会患者并由患者进行的自主操作代为完成，使患者失去学习与锻炼的机会。以上都是对患者的不负责行为，不符合自我护理的伦理要求。自我护理是对患者、健康人、家庭和社会的全面高度负责。护士的主导作用，在于对整个过程中各个环节的控制以及如期完成计划，使患者的自我护理能力得到预期的进步，而且要估计各种意外发生的可能性，并采取有效措施予以防范。

3. 及时肯定，增强信心　医务人员对病、伤、残者的肯定对其自我护理能力的提高起着非常重要的作用。病、伤、残者一般十分看重医务人员的意见，护理人员应仔细观察他们取得的每一个细微的进步，并及时给予鼓励与赞扬，增强他们完成自我护理的信心。

二、康复护理伦理

康复护理的对象主要是伤残者，即由于身体结构和功能不同程度的丧失，而造成生理和心理缺陷的患者。在促使患者达到康复目标的活动中，护士承担着重要角色，发挥着重要作用。因此，必须遵循相应的护理伦理规范。

（一）康复护理及其特点

1. 康复护理的含义　康复是指综合、协调地应用医学、社会、教育、职业及其他措施，对患者进行训练、再训练，减轻病残因素带来的后果，以尽量提高其活动功能，改善生活自理能力，重新参加社会生活。康复包括医学上的康复、社会上的康复和职业上的康复等。康复医学是一门对疾病伤者或残疾者的在身体上和精神上进行康复的学科，它的目的是消除或减轻患者功能上的障碍，根据其实际需要，帮助患者在其条件许可的范围内，最大限度地恢复其生活能力和劳动能力，重新参与社会生活。康复医学的服务对象主要是残疾人，现在也拓宽到由疾病（包括急性病、慢性病、老年病）所致的病残者，如脑血管意外所致的失语、偏瘫及白内障患者等。

康复护理是在总的康复医疗计划下，为达到全面康复的目标，通过护士与康复医师及有关的专业人员共同协作，对残疾者，老年病、慢性病且伴有功能障碍者进行适合康复医学要求的专门护理和各种专门的功能训练。在康复护理中，护士在评价伤残者及其实际需要的基础上制订康复护理计划，进而进行康复护理措施，包括提供舒适的环境和必要的设施，参与指导和协助伤残者恢复日常生活能力及职业能力，预防继发性残疾和并发症的发生，展开心理护理和营养护理，指导及训练使用假肢、矫形器、自助器，观察和记录治疗反应并及时报告有关人员，最终保证康复计划的完成，并对护理目标的执行效果进行评价。

2. 康复护理的特点

（1）强调自我护理　自我护理是个人为维持生命、健康和完好而需要自己进行的活动。在一般基础护理中，患者被动地接受护理人员的照顾和护理，这对于需要长期护理的功能障碍者来说，既影响了生活质量又不利于患者的独立。因此，康复护理应在病情允许的条件下，训练患者进行自我护理。

（2）强调延伸护理　伤残者的康复通常是一个漫长过程，不能寄希望于在医院治疗结束后就能康复，康复护理往往具有长期性和延续性。康复护理的延伸性是指对患者的康复护理工作从住院期间一直延续到患者回到家庭和社会后甚至终身。因此，护理人员不仅要关心患者在住院期间的康复，而且还要关心患者出院后回到家庭或社会后的康复护理。

（3）强调心理护理　残疾者、老年病和慢性病患者除了身体结构或功能障碍外，还存在着程度不同的心理障碍。因此，除了对患者身体的康复外，还必须重视心理康复。

（4）强调功能评估　功能评估，即按照一定的标准，对康复患者机体功能缺损的性质、部位、范围、程度及其所产生的影响和能力的恢复等作出评定和分析，并以此为依据制订和调整护理计划。

（二）康复护理的主要内容

由于康复护理的对象大多数是残疾者和慢性病患者，这些患者有的是躯体功能障碍，有的是精神障碍，因此，康复护理主要包括以下内容：

1. 预防畸形和并发症　伤残者大多数是肢体活动受限，因此，护理过程中应特别注意体位变换，帮助患者进行被动活动，保持关节的功能位置，避免并发症的发生。

2. 促进日常生活活动能力的恢复　康复护理的目标之一是帮助患者训练、恢复日常生活所必需的活动能力。训练过程中要细心照料患者，要循序渐进，恢复一项巩固一项，增强患者生活自理的信心。

3. 注意心理护理　伤残者大多由于肢体功能障碍，容易产生自卑心理；有些患者因住院时间长、康复进程慢、效果不显著等而产生急躁、孤独、焦虑、抑郁等不良心理。所以护理人员要深入了解患者的心理活动，耐心疏导，以真挚的感情与他们交往，改变他们的异常心理状态，帮助他们树立康复治疗的信心。

4. 出院后的继续护理　康复是一个长期的过程，患者在医院经过短期康复治疗后，仍需要在家中继续锻炼、巩固、提高治疗效果，才能真正回归社会。

（三）康复护理的伦理要求

1. 同情患者，尊重人格　伤残者不仅形体上的完整性受到破坏，而且还出现了生活、工作的障碍，因此容易产生自卑感、危机感及戒备心理，表现出抑郁、焦虑、激愤、猜疑，甚至对他人怀有敌意。但伤残者仍拥有做人的尊严，享有独立人格的权利。因此，康复护理人员必须理解和尊重他们，应把他们作为常人对待，给予深切的同情和关怀，更要尊重其人格，以各种方式恢复他们的尊严和能力，帮助他们树立战胜伤残的意志，克服病态心理，增强信心，促使患者重新走向生活，走向社会。

2. 严谨认真，精心护理　康复治疗的手段很多，最常用的有物理治疗和医疗体育，如超声波、红外线、电兴奋、水疗、热疗等。在进行这些治疗的过程中，需要每一位康复护理工作者持有高度的责任心和严谨认真的科学精神，要精心操作，不能有任何的粗心马虎，否则一旦出现差错事故，轻者延误患者的康复，造成患者的痛苦，重者还会危及患者的生命。

3. 耐心训练，细心服务　康复医疗中矫形、整容都是在手术之后，均要求护理人员具有细心、耐心的精神，进行细心的术后观察和耐心的护理，方能取得满意的效果。康复医疗中的体育疗法、作业疗法、语言矫治等手段，是一些既艰苦又单调的治疗方法，有时患者可能不合作，甚至拒绝治疗。因此，要求康复护理人员必须耐心劝导和鼓励患者树立战胜疾病的信心，向患者讲明治疗的重要性，认真示范，纠正患者的错误动作，达到治疗的目的。决不能有不耐烦和敷衍的表现，以免动摇患者的信心，影响治疗效果。

4. 体贴入微，热情帮助　多数康复对象的生活不能完全自理，甚至洗漱、餐饮、更衣、排泄等日常琐事也有困难。护士要做他们的贴心人，任劳任怨、勇于奉献、热情地帮助他们做好日常生活护理和自理能力训练。护士要以满腔的热情和谦恭有礼的态度对待患者，给他们以真诚、平等、亲切和可靠的感觉，建立融洽的护患关系，有针对性地解决患者的实际困难。例如：为盲人患者阅读书报、代写书信；为长期卧床患者变换体位、清洁床单等。

总之，护理人员要理解他们的困难，真心实意地帮助他们，要使患者感到温暖和慰藉，增强康复信心。

第4节　突发公共卫生事件应急处理护理伦理

公共卫生是关系到一个国家或一个地区人民大众健康的公共事业。突发公共卫生事件的具体内容包括对重大疾病尤其是传染病（如结核、艾滋病、乙肝等）的预防、监控和医治；对食品、药品、公共环境卫生的监督和管制，以及相关的卫生宣传、健康教育、免疫接种等。

近年来，各类突发公共卫生事件时有发生，如 2003 年的严重急性呼吸综合征（SARS）、2008 年的禽流感、2008 年的汶川地震、2009 年的甲型 H1N1 流感暴发以及 2020 年全球发生的新型冠状病毒肺炎疫情（简称新冠肺炎疫情）等。这些突发公共事件严重危害着人民的健康与社会安定，也考验着医务人员在面临突发事件时的应急处理能力。

一、突发公共卫生事件的含义及特点

（一）突发公共卫生事件的含义

突发公共卫生事件是指突然发生，造成或者可能造成社会公众健康严重损害的重大传染病疫情、群体性不明原因疾病、重大食物和职业中毒以及其他严重影响公众健康的突发公共事件。

（二）突发公共卫生事件的特点

突发公共卫生事件，作为突发公共事件的一种，同样具有突发性、危险性。

1. 突发性　公共卫生事件虽然存在着某种征兆，有预警的可能，但对其真实发生的时间、地点却很难做出准确预测和及时识别。比如各种恐怖事件、自然灾害引起的重大疫情、重大食物中毒等。其次，公共卫生事件的形成常常有一个过程，开始可能其危害程度和范围很小，但是随着其蔓延范围变大、发展速度加快，最后造成的后果也是非常难于预测和控制的。

2. 发生领域广，原因多样性　公共事件发生可涉及多领域、多区域，原因也非常复杂，具有多样性。比如环境的污染、生态的破坏、交通事故等。社会安全事件也是形成公共卫生事件的一个重要原因，如生物恐怖等。另外，还有动物疫情、致病微生物、药品危险、食物中毒、职业危害等。

3. 传播广泛、危害复杂　当前我们正处在全球化的时代，疾病可以通过很多途径实现跨国流动，而一旦造成传播，就会成为全球性的传播。

另外，重大的卫生事件不但对人的健康有影响，而且对环境、经济乃至政治都有很大的影响。比如2003 年的 SARS 尽管患病的人数不是最多，但对我们国家造成的经济损失十分巨大。2020 年发生的新冠肺炎疫情，对整个世界经济的影响都是巨大的。

4. 治理的综合性　公共卫生事件在治理时，不能治标不治本，还要注意解决一些深层次的问题，比如社会体制、机制的问题，工作效能问题以及人群素质的问题，只有通过综合的治理，才能使公共事件得到很好的治理。

二、突发公共卫生事件的伦理要求

（一）恪守职责，勇于献身

护理人员在公共卫生事件发生时，自身也往往处于危险之中，甚至危及自身生命，比如在抗击 SARS 时期牺牲的叶欣护士长。护理人员在面临危急情况时，首先要考虑国家和公共的利益，考虑群众的安危，履行一名护士的职责，发扬崇高的救死扶伤精神，不能临场退缩。

（二）患者利益与集体利益相结合

保护患者利益是医院工作的基本原则，但在一些公共卫生事件暴发时，为了保全社会的最大利益，可能会牺牲一些个人的小利益，当患者个体利益和集体利益发生冲突时，护理人员应当予以劝导，稳定患者情绪，尽可能维护更多人的生命健康和公共安全。

（三）珍视生命，认真负责

公共卫生事件发生时，患者的病情有时非常复杂，难以预料，并且会出现患者数量多，医疗资源有限的情况，在这个时候，护理人员要采取"不抛弃，不放弃"，认真对待每一位患者的病情，只要有一丝希望，就要努力抢救。

（四）提高自身专业素质和技能

公共卫生事件发生时，往往患者多，工作量大。如果护理人员没有精湛的护理技术，不能迅速机智地处理一些情况，势必造成患者病情的延误或恶化，因此，护理人员在平时的工作中就应当不断提高自己的业务水平，在关键时刻作出更大的贡献。

目标检测

一、单项选择题

A₁/A₂型题

1. 健康教育的方式是（　　）
   A. 单一的　　　　　　　B. 固定的
   C. 多样的　　　　　　　D. 传统的
   E. 现代的

2. 康复护理的对象主要是（　　）
   A. 普通患者　　　　　　B. 伤残者
   C. 老年患者　　　　　　D. 儿童患者
   E. 产妇

3. 世界卫生组织认为医疗卫生服务必须贯彻（　　）
   A. "家庭化"原则　　　　B. "地段化"原则
   C. "社区化"原则　　　　D. "集体化"原则
   E. "国家化"原则

4. 预防保健的成效评价具有（　　）
   A. 群众性　　　　　　　B. 社会性
   C. 滞后性　　　　　　　D. 紧迫性
   E. 前瞻性

5. 我国医疗卫生工作的基本方针是（　　）
   A. 积极治疗，消除疾病　　B. 解除病痛，恢复健康
   C. 维护健康，增进健康　　D. 预防为主，防治结合
   E. 治疗为主，防治结合

6. 社区卫生保健教育要突出服务区域是（　　）
   A. 城市　　　　　　　　B. 农村
   C. 少数民族地区　　　　D. 贫困山区
   E. 边境地区

7. 预防保健的道德要求不包括（　　）
   A. 面向社会、主动服务　　B. 实事求是、科学严谨
   C. 团结协助、善解矛盾　　D. 不畏艰难、秉公执法
   E. 环境优美、安全舒适

二、思考题

1. 对康复护理人员的道德要求有哪些？
2. 社区护理的特点有哪些？
3. 突发公共卫生事件中护理人员的伦理原则有哪些？

（张绍异）

第**6**章
临床患者中的护理伦理

第1节 门诊、急诊和急危重症护理伦理

一、门诊护理特点及伦理

 案例 6-1

患者王某，因上腹痛 3 天，由家属陪伴到某医院门诊就医。候诊期间，患者感觉身体不适程度加重并伴有心悸，家属请求分诊护士为其安排提前就诊，护士告知其病情未发生特殊变化，要严格遵守就医秩序，未予安排提前就诊，家属非常生气，与护士发生了激烈的冲突。

问题： 请结合门诊护理的特点，分析该护士的行为是否符合伦理要求。

门诊是多数患者到医院就医的首要场所，既是患者接受医疗服务的开端，也是患者对医院及医务人员产生第一印象的窗口，门诊护理质量的高低不仅影响患者的健康，还能直接影响医院整体的工作与管理，影响医院的声誉。因此，门诊护士在护理服务中应熟悉门诊护理的特点及伦理规范。

（一）门诊护理的特点

1. 组织管理任务重　门诊是医院最拥挤、嘈杂的地方，每天聚集了大量就医的患者、陪伴的家属以及进行诊治的医务人员，人员密集程度高、流动性大，加之诊疗时间集中、患者及家属对医院环境和就医程序的不熟悉、候诊时间长而诊治时间短，某些患者易产生焦虑、急躁等情绪，对医务人员的态度、言语、行为等比较敏感，在未达到预期诊疗目的时容易与医护人员发生矛盾。这给门诊的组织管理工作带来巨大的压力。

2. 服务协作性强　门诊护士不仅要完成技术性工作，还要为患者提供各种服务性事务，如回答咨询、指导就诊、安排危重患者优先就诊、交代注意事项、维持就医秩序等，服务内容多，工作琐碎，护士容易烦躁。若护士语言生硬、态度冷漠、安排就诊顺序不当、服务不周到，都容易引发护患矛盾，进而影响门诊工作。此外，由于门诊各科室的相对独立性，门诊的诊治任务往往需要多科室、多专业医务人员相互配合、共同协作，护士还要发挥直接或中介的协调作用，减少误会和矛盾，这都对护士的职业素质提出了更高的要求。

3. 感染防控压力大　门诊患者病种复杂，病情各异，人员密集，空气流动性差，造成门诊空气污浊，而某些传染病患者或带菌者在就诊前难以及时鉴别和隔离，在就诊期间往往与健康人或一般患者混杂在一起，很容易造成交叉感染，使得门诊的感染防控压力增大。

（二）门诊的护理伦理要求

护理人员要结合门诊护理工作的特点及门诊患者的心理特点，加强门诊管理工作，减少矛盾发生，维护和谐的医患、护患关系，提升服务质量，提高患者的就医满意度，树立医院的良好形象。

1. 仪态端庄，主动热情　门诊是医院服务质量的重要体现，是患者及家属认识医院并产生初步印象的窗口，护理人员的仪态和态度将直接影响医院的形象及患者的就医体验。因此，门诊护理人员应举

止端庄，主动、热情地接待患者，根据病情做好准确的预检分诊，耐心介绍门诊布局及就诊有关的制度和规定，细致、周到地帮助患者就诊，缓解患者的紧张情绪，让患者及家属尽快熟悉医院环境和就诊流程，避免来回奔波，提高就医效率。

2. 尊重患者，体贴关怀　门诊护理人员要尊重、关心、体贴患者。尊重患者的人格和平等医疗的权利，不得歧视、侮辱患者，尤其是有严重缺陷、残疾以及性病、艾滋病的患者，不得因患者的种族、肤色、性别、年龄、宗教信仰、经济地位等的差异拒绝提供医疗服务工作。对患者给予尊重、一视同仁、公平对待，维护良好的医患关系，为就诊患者提供优质服务。

3. 团结协作，精益求精　门诊工作由医生、护士、医技、后勤等多岗位工作人员共同完成。门诊护理工作是一个复杂的系统工程，需要多学科、多岗位的密切配合，护理人员要坚守岗位、明确职责，以患者为核心，积极处理医护之间及与其他科室之间的工作关系，做到平等合作、相互尊重、相互信任、相互支持，多部门团队协作完成各项诊疗业务。

此外，门诊护理工作对象是心理特征不同、病情病种各异的患者。因此，护士不仅要具备广博的护理知识和娴熟的操作技能，更要具有作风严谨、精益求精的优秀品质，坚持以医学科学为依据，严格执行"三查七对"制度，如实记录各种数据，对治疗和护理中的任何细微变化都要认真对待，及时汇报，同时密切观察候诊患者的情况，发现病情变化要果断采取措施。

4. 知情同意，保护隐私　知情同意权和隐私权是患者的基本权利，护理人员应高度重视患者的知情同意权和隐私权，避免违反伦理规范，造成侵权。在诊室内为患者检查身体或治疗时应避免过度暴露其身体，避免无关人员围观，未得到患者同意不得随意安排教学示教；在门诊开放性窗口自行取送标本和检查报告、进行心电图检查或 B 超等检查时要特别注意保护患者的隐私，创设舒适、安全的诊疗环境，尽可能杜绝患者的隐私权受到侵害。

二、急诊护理特点及伦理

案例 6-2

某市突发重大车祸，大批伤员被送往某医院急诊室，医生护士迅速投入到抢救中去，此时一位年轻的男性自行走进诊室，喊了一声"护士"，但忙碌的急诊室里没有人回应他，于是他便找了个候诊椅躺下。1 个多小时后分诊护士发现了该患者，但其已无生命体征。后经调查，该患者是在户外运动时摔伤了头部导致颅脑损伤，因救治不及时而死亡。

问题： 请运用伦理学原理分析该案例。

（一）急诊的护理特点

急诊是医院抢救突发疾病和危重患者的场所，急诊患者病情多紧急，往往需要立即处理和救治，若延误治疗则易造成患者失去生命。因此，急诊对护理人员的急救知识、抢救技术、身体素质、心理素质要求很高，对其道德要求更高。

1. 突发性强，随机性大　急诊通常为突发状况，因而就诊时间、人数、病种和病情危重程度常难以预料，具有很大的随机性。随着社会的发展，各种突发事件的增多，短时间内可能有大批伤员到达急诊室并需要紧急处置与抢救，护理工作量会骤增。急诊护理人员平时常处于战备状态，包括思想准备、业务准备、抢救器材和抢救药品准备，以便随时应付各类突发情况的抢救需要。

2. 时间性强，风险性高　因患者发病急骤、病情复杂、变化迅速，如不能及时得到处理和救治，就有可能危及生命。有些患者看似正常，也可能具有潜在的生命危险。故急诊抢救通常具有很强的时间性和风险性，即所谓的"时间就是生命"。护理人员一切工作都突出一个"急"字，接诊护士必须不失时机地作出快速、准确的评估，并果断采取急救措施，争分夺秒，与时间赛跑，全力以赴挽救患者的生命。

3. 协作性强，主动性高　急诊患者的病情常涉及多系统和多器官，如严重休克、多器官功能衰竭、全身多发伤等，往往需要多科室、多学科医务人员协同抢救。因此，急诊护理人员不仅要通过敏锐的观察力和判断力快速判断病情变化，及时通知多学科医务人员参与抢救，同时还要做好密切监护，严密观察和准确判断病情变化，必要时给予主动处置。

（二）急诊的护理伦理要求

1. 要有急迫观念和"急患者之所急"的情感　急诊患者病情紧急，变化迅速，抢救工作及时与否，往往影响救治成功率。急诊护理人员要牢牢树立"时间就是生命""速度就是关键"的观念，临危不乱，头脑清醒，果断处理，做到急事急办，尽量缩短从接诊到抢救的时间，开启急诊绿色通道，以冷静、敏捷、果断的作风，快速、准确地配合医生抢救。

由于急诊患者多为遭受意外伤害或病情突然恶化，患者及家属没有足够的思想准备，容易出现惊慌失措、急躁不安，有时可能还会对护士无端指责，甚至发生语言暴力或肢体冲突。面对这种情况，急诊护士要具备高度的同理心，理解患者及家属的痛苦，热情接待，多用安慰、鼓励的语言，在医生未到之前严密监测、细心观察患者，对一些病情非常紧急的患者，先主动予以安置，以免耽误抢救时机，做到急而不躁、快而不乱，稳定患者的情绪。因此，急诊护士要具有全心全意为患者服务的意识，加强学习，不断提高自己的理论水平、操作技能、应急能力和沟通能力。

2. 要有高度的责任心　急诊患者具有急、重、杂、难的特点，抢救急诊患者往往要面临一定的风险，承担一定的责任。护士要明确肩负的责任和使命，以患者的生命为重，只要有百分之一的希望，就要做百分之百的努力，不能为保证自己的安逸，而回避风险，置患者于不顾。抢救结束后要及时、详细、准确地作好抢救记录。此外，护士若发现可疑患者要及时向医院有关部门反映，对有法律纠纷的患者，要客观、公正地反映病情，不能做出违背良心和职业道德的行为；对危重和无家属陪伴的患者，要恪守慎独精神，耐心周到地提供服务，积极参与抢救工作，密切观察病情变化，不能有丝毫放松。

3. 要有尊重生命的人道主义精神　挽救患者的生命，促进患者康复，是护士义不容辞的责任。急诊患者不仅病情复杂，而且就诊原因、身份地位等也各不相同，每个人都享有平等的医疗权，护士要一视同仁地履行人道主义职责，不能歧视、挖苦、讽刺和推诿，根据患者病情的轻、重、缓、急给予适当的处理。要设身处地地体会患者的痛苦和无助，主动关心、体贴患者，以热情的态度、娴熟的抢救技术和严谨的工作作风赢得患者的信任。

4. 要有密切配合的协作精神　急诊患者病情复杂、发展迅速，要求护士有敏锐的观察能力和判断能力，对病情的变化有预见性的判断并及时给予恰当处理。对于急危重症患者，护士应立即根据病情给予生命体征测量、吸氧、开放气道、止血、心理安抚等处置，争分夺秒，为抢救赢得宝贵时间。此外，急诊抢救往往需要多科室的医务人员相互合作、共同完成，所有参加抢救的医务人员都要密切配合、团结协作，相互理解、互相支持，发扬积极主动、不怕苦、不怕脏、不怕累和连续作战的精神，提高抢救成功率。

三、急危重症患者抢救护理伦理

 案例 6-3

患者，女性，36 岁，因"停经 2 月余，下腹痛 1 天，加重 2 小时"就医，急诊 B 超显示腹腔大量积液，急诊以"腹痛待查、异位妊娠破裂"收入院，立即行剖腹探查术，行右侧输卵管切除术＋右侧宫角楔形切除术，术中清除腹腔积血 2500ml，输液 3500ml，输血 1200ml，术后转入重症监护病房（ICU），给予心电监护、呼吸机支持治疗。术后第 3 天晚上，患者诉胸闷、气急，面罩及无创呼吸机通气效果均不理想，值班护士查看病情后未予重视，后患者呼吸困难加重，血氧降至 70% 左右，诊断为急性呼吸窘迫综合征（ARDS），经抢救后患者脱离危险。

问题：请分析该护士的行为有无不妥？护士在护理危重症患者时应遵循哪些伦理规范？

急危重症患者指紧急、濒危的重症患者，病情严重，若不尽早进行医学处理，可能对身体产生重度伤害或导致死亡，其特点可用重、危、急、险四个字概括。重是指病情严重，患者异常痛苦甚至神志不清，意识模糊；危是病情发展随时可能危及生命。急是指病情急，来势凶猛；险是指病情凶险，甚至危在旦夕。这类患者死亡率高，一般收治在 ICU。

（一）急危重症护理的特点

1. 护理工作任务重　急危重症患者往往处于死亡的边缘，随时都有可能失去生命，常需要护理人员严密监护，部分急危重症患者神志不清、生活难以自理，护理配合难度大，导致护理人员的工作任务加重；患者病情变化快，需要迅速投入抢救；危重患者和家属顾虑较多，心理活动复杂，护士还需要做好患者及家属的心理疏导。

2. 护理伦理难题多　危重患者抢救护理工作经常会遇到一些伦理难题，如履行人道主义与经济效益的矛盾、讲真话与保护性医疗的矛盾、知情同意与保护患者利益的矛盾、卫生资源分配与患者实际需要的矛盾、患者拒绝治疗与家属要求维持生命的矛盾、安乐死与现行法律的矛盾等，危重患者抢救护理的伦理决策往往面临两难选择。

3. 护理人员素质要求高　急危重症患者抢救护理任务艰巨、技术要求高、护理伦理难题多，要求护理人员必须具备高水准的职业道德素养、健康的体魄、高水平的心理调适能力、敏锐的观察力和丰富的抢救经验。

（二）急危重症患者抢救的护理伦理要求

1. 严密观察，临危不乱　急危重症患者病情重、顾虑多、痛苦大，对护理质量要求高、依赖性强。护理人员必须做到脚勤、手勤、眼勤、嘴勤，保持头脑机警，严阵以待，以医学科学理论为指导，发挥主观能动性，密切观察病情变化，及时发现各类危险信号和险情，并做到临危不乱，及时向医生报告，同时果断、准确地配合医生施救，以使患者转危为安。如果护理人员粗心大意，对危险信号反应迟缓、漫不经心，都可能会导致严重的后果。

2. 胆大心细，行动审慎　危重患者病情变化快，随时可能出现生命危险。护理人员应头脑冷静，果断地配合医生采取应急措施，但是果断并不意味着武断而贸然行事，应做到胆大心细，谨慎行动，科学施救。即使有些患者已渡过险关，也不能掉以轻心，仍需细致观察病情变化，防止病情复发，前功尽弃。如休克患者抢救后，虽然血压正常但仍要注意肾功能的情况。另外，在遇到涉及尚未解决的伦理难题时，护理人员只能在有限的范围内综合考虑，审慎和辩证地处理。

3. 理解患者，关心体贴　危重症患者一般缺乏心理准备，心理负担较重，心情烦躁、不冷静，多数患者家属忧虑、急躁，有时甚至会态度过激或无端指责。护理人员一定要冷静对待，理解患者、家属的心情，宽容患者和家属的行为，耐心地说服，不使矛盾激化。同时，仍要热情、主动地继续做好护理工作，特别是对悲观绝望的患者要多给予安慰和鼓励，对神志不清的患者更要耐心、细致，真正做到"以患者为中心"。

4. 通力合作，慎独自律　危重症患者症状复杂，往往涉及多个学科，常需要多学科专家与护理人员的协作。为抢救患者的生命，护理人员要加强沟通，发扬协作精神，紧密配合各科医务人员的工作。此外，危重症护理还要求护理人员具备慎独、自律的道德修养，在护理神志不清或昏迷患者时，即便无人监督，也不能降低护理标准。

第 2 节　临床特殊患者的护理伦理

一、妇产科患者的护理伦理

案例 6-4

未婚妇女李某，26 岁，近期因子宫出血过多而住院，主诉子宫出血与她的月经有关，去年发生过几次。她的责任护士和她关系和谐，沟通中与患者谈及病情，患者称自己怀孕了，偷偷服用了流产药物后造成出血不止，并恳请护士为其保密，护士当时答应了。事后，护士又感到不妥，她面临如下几种选择：

1. 遵守承诺，为患者保密并且不告诉任何人；

2. 保证为其守密，但告诉医生全部实情，要求医生不要让患者知道是谁告诉的；

3. 认真向她解释如果医生不了解患者真实情况，就不能适当治疗，这样会发生危险，希望她能理解并配合。

问题：你遇到这种情况怎么办？为什么？

妇产科是专门为女性提供健康服务的科室，其工作对象包括妇科疾病患者和孕、产妇，不仅为女性健康保驾护航，而且为人类生育提供保障。但妇产科多涉及女性隐私，关系到母婴健康，还涉及优生、优育、人工流产、人工授精及试管婴儿等问题，因此，妇产科护理实践有特殊的伦理要求。作为一名妇产科护士，应掌握妇产科患者的疾病特点、心理特点及护理过程中存在的伦理问题，具有充足的伦理意识，能够按照妇产科患者的护理伦理要求分析和解决护理中的伦理问题。

（一）妇产科护理过程中存在的伦理问题

1. 忽视患者的心理　妇产科患者就医情况复杂多样，进而导致多种心理问题：由于病情重会产生焦虑、恐惧的心理；由于生殖器官的病变或切除会产生失望、悲观的情绪，甚至对未来失去信心，产生轻生的念头；由于妇科病、性病等疾病的困扰，会产生情绪低落，忧郁的心理；由于内分泌失调导致情绪不稳定、急躁，容易喜怒无常等。

2. 侵犯患者隐私　由于社会偏见等种种原因，妇产科很多患者都不愿让别人知道自己的病情，特别是性病患者到医院就诊，害怕被熟人碰见，对今后的学习、工作、生活等产生不良的影响。例如流产、生殖系统炎症、性病等患者害怕被人嘲笑、鄙视等；不孕不育症患者害怕被人看不起，害怕被家庭歧视，影响家庭稳定等。而且，极个别素质较低的医护人员不注重保护患者隐私，向无关人员透露患者的病情，这就严重侵犯了患者的隐私权。

3. 工作缺乏主动性　护理是一个具有综合性、艺术性，把患者视为整体的行业，而有些护士仅仅被动完成工作任务，而非主动、热心地完成护理任务。有的患者有疑问，如为什么分娩前只能淋浴，不能盆浴，这些要求有什么重要性，为什么产后仍需在产房观察等护理问题，很多护士不作解释，只要求执行，这样就不能引起患者的重视，从而为某些妇科疾病留下隐患。

4. 漠视患者的情感需求　妇产科患者由于疾病的需要，往往需较强的家庭情感支持和医护情感支持。个别护士不关心体贴患者，产妇分娩痛苦较大，护士听到产妇痛苦地大叫，就大声训斥，而不是积极想办法为产妇缓解疼痛；有的护士自己的情绪不稳定，情绪好时对患者关怀备至、笑脸相迎，情绪差时对患者不理不睬，或者冷言冷语；更有护士将患者分成不同的等级，不能做到一视同仁，而是厚此薄彼。

5. 因职业能力欠缺对患者造成伤害　医疗护理行业知识更新速度较快，有些护士由于经验不丰富、不注重理论知识更新，不积极学习先进的技术及操作技能，对患者出现的新问题、疑难问题无法及时正确地处理。如由于护士操作不熟练、动作粗暴，导致胎儿窒息、产妇会阴撕裂等；有些医疗设备较为先进，护士不能熟练使用导致抢救时机的延误，使患者丧失生命等。个别护士责任心不强，违反制度和操作规范，产后、术后不严密观察病情，不能及时发现病情变化而延误治疗等。

（二）妇产科患者的护理伦理要求

针对以上妇产科经常出现的护理伦理问题，护理人员在妇产科工作学习中应该严格遵守尊重、审慎和无伤害的伦理原则，减轻患者的心理负担，尊重患者的自主权、隐私权及知情同意权，积极主动帮助患者，最大限度地减少患者的身心痛苦，帮助患者早日康复。

1. 关注患者的心理需求　妇产科患者不同于其他科室的患者，疾病多涉及生殖器官，护士应多重视患者的心理问题，关注患者的心理需求，从而提供恰当的护理措施。部分性病患者在感染性传播疾病前后，或许会有违背道德原则的直接或间接的不正当性行为，但当其到医院就诊时，便成为了患者角色，护士均应平等对待，不鄙视、讽刺或嘲笑患者。这些人心理压力较重，所以护士更应尊重其人格，避免伤害性言辞，对这些患者多一些关心、爱心，多一些情感交流与沟通，消除其思想顾虑，从而有利于疾病的治疗和护理。

2. 尊重患者的隐私权　妇产科护士作为很多患者的第一接触者，掌握很多患者的病史资料。而很多患者，尤其是像性病、不孕不育症、性功能障碍等患者不愿别人知道她的身份和疾病。作为护理人员，应严格为患者保守秘密，不得有意或无意地向外透露、散布或传播，不得将患者的隐私当作笑料来谈，不得冷嘲热讽、调侃戏谑。与患者交流时应单独访谈，保护其隐私，减轻思想压力，将其从道德舆论的桎梏中解脱出来，重新回归正常生活。

3. 具备积极主动的工作态度　很多患者就医时，由于医疗卫生知识较为欠缺，不了解作为一个患者的权利和义务，护理人员应让患者知道自己有哪些权利和义务，了解某些治疗和护理手段可能会带来不良反应。耐心向患者说明病情，耐心指导患者正确使用医疗检查设备，对所采取的治疗及护理手段应征得患者或家属的同意。术前术后告知患者及家属有哪些注意事项，并要求患者严格遵守，晓之以利害关系，引起患者的重视，防止后遗症的出席。

4. 培养高尚的职业情感　某些妇产科疾病亦有急、危、重的特点，加上患者的特殊心理特点，妇产科护士应培养高尚的职业情感，在工作中一丝不苟、精益求精，一视同仁地对待所有的患者，善于控制自己的情绪，保持良好的心境，自觉控制和调节自己的言行，不把生活中的烦恼带到工作中去；同时加强专业知识、心理学知识、伦理学知识及操作技能学习，及时消除患者的消极情绪、树立其战胜疾病的信心。

二、儿科患者的护理伦理

案例 6-5

患儿钱某，出生 12 天，因骶尾部畸胎瘤转入新生儿外科行畸胎瘤切除术，手术顺利，术后生命体征平稳。术后第 2 天主任查房后认为，患儿病情平稳，为暴露手术切口，将患儿俯卧，并撤去心电监护和吸氧设备，患儿就这样趴了近 3 个小时，中间没有医护人员查看；家属看到患儿脸色发紫发青，急按铃叫来医护人员，将患儿平卧，同时予以吸氧和心电监护；10 分钟后患儿口唇转红，但精神萎靡、面色欠佳，下午即出现腹膨胀，呕吐黄色液体，X 线检查诊为肠梗阻，考虑为新生儿坏死性小肠结肠炎（NEC），保守治疗效果不好，患儿病情逐渐加重，4 天后因多脏器功能衰竭死亡。患儿家属将医院告上法庭。

问题：上述案例中医护人员是否存在违反护理伦理规范之处？给护理人员怎样的警示？

儿科的服务对象为 14 岁以下的儿童，包括婴幼儿，患儿由于年龄小，对护士有惧怕感，既不容易沟通，又不容易配合，护士操作难度高，而家长希望获得最好的护理服务，一方面会拒绝实习护士为其提供护理服务，另一方面会因为护理操作技术失败而引发矛盾冲突。因此，儿科患者涉及的伦理问题也有其特点。

（一）儿科患者护理过程中存在的伦理问题

1. 缺乏对患儿自主权和知情权的尊重　儿科患者的年龄较小，个人表达能力和理解能力较差，不能准确表达病情、陈述病史，甚至不能有效、主动地配合检查、诊疗和护理，再加上对住院环境、医疗和护理操作、医务人员的恐惧感，容易紧张、哭闹、烦躁，不能主动配合治疗和护理，面对这样的情况时，有的护士或家长可能选择不告知患儿实情，而采取哄骗的方式使患儿配合操作，这种不尊重患儿自主权的行为虽然能取得暂时的成效，但会给患儿留下很深的心理阴影，甚至惧怕医院、惧怕医护人员。

2. 侵犯患儿的隐私权　儿科患者一般正处于活泼好动、积极向上的年龄阶段，由于疾病的原因丧失了本该正常的学习和生活环境。而很多时候家长和医护人员只关注于患儿的躯体疾病，而忽视其心理问题。如个别家长和医护人员认为孩子还不懂得害羞，常常在众目睽睽之下检查患儿身体或开展导尿、灌肠等诊疗工作，没有尊重患儿的隐私权，使患儿背负心理负担。

3. 缺乏人文关怀　小儿生病，家长对此往往非常焦虑，对治疗和护理存在着很高的预期，再加上当前我国医疗机构内儿科医护人员紧缺的问题比较严重，医护人员工作负荷明显比其他科室大，有些医护人员在繁重的工作中可能会将工作的重心放在疾病治疗及操作上，而忽视对患儿病情的细致观察，漠视患儿及家属的心理诉求，缺乏与患儿及家属的有效沟通技巧，导致人文关怀不够，容易引发医患冲突。

（二）儿科患者的护理伦理要求

1. 关心爱护患儿　护士要关心、体贴、尊重患儿，对他们要言而有信，精心护理、点滴洞察，设身处地为他们着想，与患儿建立平等友好的关系，成为他们的知心朋友。护士初次接触患儿及其家长时，应主动介绍自己，亲切询问一些患儿熟悉的生活与事情，鼓励患儿自己作介绍或提出疑问。交谈时尽量采取肯定的谈话方式和患儿熟悉的词句，促进患儿理解和主动配合。在患儿叙述中，护士应以诚恳的态度表示接受与理解，谈话时注意声音的技巧、语气、声调、音量和速度，促进沟通的顺利进行。对待小儿要平等、尊重，交谈时可采取蹲姿以与其眼睛在同一水平线等，亲切和蔼的情感交流有助于消除患儿紧张情绪，增加交流的主动性。另外，护士在日常护理工作中可根据年龄安排适当游戏，并参与其中。

2. 加强伦理教育，改善护患关系　儿科护士应遵循"救死扶伤，防病治病"的有利原则，关心患儿的主客观利益，沟通时和蔼亲切，具体认真地解释各项操作的必要性，体现"以患者的利益为中心"的原则。尊重患儿的合法权益，自觉保护患儿的隐私权不受侵害，维护患儿的切身利益，才能改善护患关系，得到患儿以及家长的理解和支持，避免发生护患纠纷。

3. 工作细致认真，达到慎独境界　儿童处于生长发育阶段，免疫功能尚不完善，较易感染疾病，且发病急、病情变化快，再加上孩子往往不能自主表达自身的变化，容易导致医护人员不能及时发现患儿的病情变化、及时采取措施。因此，作为儿科护理人员应加强自身职业能力的培养，工作认真细致，要善于主动观察患儿的病情变化，具有慎独精神，任何时候都不能麻痹大意。此外，还要主动学习有关的法律法规，在工作中养成客观、真实、及时、规范地完成护理记录的习惯。

4. 尊重患儿的自主选择权和知情同意权　患儿具有自主选择权，患儿家长有决定权，当患儿表示反对时，护士应耐心、反复地与其沟通，向患儿解释这样做的必要性，并表示歉意，告知家属拒绝操作可能对生命和健康产生的危害，征得患儿及其家长的同意后方可进行护理处置，避免强制执行给患儿留下心理阴影。患儿虽然需要父母的监护，但一定年龄的患儿已经有了独立决定事情的能力和需要，护理工作应以患者为中心，更多地关注对患儿个性化权利的尊重，因此在护理操作前需要得到患儿及家长的知情同意。

5. 保护患儿隐私，做好心理护理　一般儿童从幼儿期已经开始对暴露身体有了害羞感，学龄前期已经有了自己的秘密，因此在儿科护理工作中，要保护患儿隐私，做好心理护理。儿科护士首先从自身做起，树立自觉维护患儿隐私的意识，护理操作中注意遮挡，避免暴露与操作无关的部位，耐心地解释使患儿乐于配合，必要时在病床周围拉上围帘，允许其家长陪同，使患儿产生安全感。

患儿在住院期间，脱离了正常的生活环境，加上对父母的依恋增加，易产生分离性焦虑，同时疾病带来的不适及各种诊疗手段的刺激可使患儿产生恐惧、哭闹、拒食等。护理人员应为患儿创设生动、舒适、愉快、活泼的生活气氛，用和蔼可亲的态度，安慰患儿，给予支持和理解，帮助患儿树立战胜疾病的信心，尽可能地减轻孤独和不安，特别是对于慢性病患儿，更要加强心理护理。

儿科患者的护理伦理问题，是涉及多方面的复杂问题，护理人员应充分了解儿科护理工作的复杂性，不断提高自身的综合水平，从各领域加以研究和探讨，使护患伦理冲突越来越少，为患儿提供全面照顾和支持，促进患儿早日康复。

三、老年患者的护理伦理

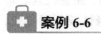 **案例 6-6**

患者，男性，87岁，在骨科行股骨头置换术，拆线后转入老年病科继续康复治疗。患者行动不便，饮食及大小便均在床上进行，为防止压力性损伤（压疮）的发生，责任护士为其使用了气垫床。入科后第3天，家属给患者喂饭时，患者出现误吸，剧烈呛咳，休息后缓解。1天后患者出现呼吸困难、发绀，诊断为吸入性肺炎。

　　问题：1. 老年患者的护理伦理规范有哪些？

　　　　　2. 该案例中护士是否存在违反护理伦理规范的行为？护士是否需要承担责任？

随着我国人口老龄化不断加剧，老年患者在不断增加，再加上老年人生理适应能力减弱，器官功能下降等因素，老年疾病多存在病种复杂、病程长、易反复、疗效差的特点，给老年护理带来了新的挑战。

（一）老年患者护理过程中存在的伦理问题

1. 缺乏人文关怀　　显著的表现就是缺乏耐心和爱心。因老年人的生理特点变化，护理人员对记忆力减退、听力不好、动作迟缓的老年人容易表现出不耐烦的情绪，尤其是某些长期卧床、个人卫生状况不理想的老年患者，个别护理人员甚至会产生嫌弃的心理，连基本的操作都不愿完成，或直接对患者表达不当言辞，这都是缺乏人文关怀的表现。

2. 忽视心理关怀　　老年人的风险承受力下降，多数老年患者由于受疾病折磨，独立生活能力下降，产生废用感，孤独悲伤，性情固执，任性，敏感性较强，会因一点琐事大发脾气或哭泣落泪等。畏惧疾病和死亡，渴望得到周围人和家人的关心。有的护理人员只是遵照医嘱对老年人进行疾病照护，很少会注意他们心理的变化，也很少帮助他们排解心中的孤独、寂寞，忽视心理照护的情况普遍存在。甚至，有的护理人员在护理过程中已经发现老年人出现不交流、不进食等抑郁表现，仍然视而不见，只做自己的操作。

3. 缺乏认真细致的工作态度　　老年人患病后，体质更加虚弱，由于器官功能退化，由一种疾病可能引起多种疾病。部分老年人患病后身体感知觉下降，甚至对于疼痛的感觉也不敏感，记忆力明显减退，对身体不适的主诉不清，造成症状和体征不典型，容易导致误伤或误诊，如皮肤烫伤或冻伤。有些护士操作不细心，不认真，如输液穿刺后忘记帮助患者整理衣袖及盖被，尤其秋、冬、春等季节，护士操作完成后不将衣袖放至适合部位、不整理盖被、不协助患者取舒适卧位等，一些较为谨慎的患者则往往害怕穿刺失败而不敢擅自变动，使老年患者容易着凉。

（二）老年患者的护理伦理要求

1. 尊重和关心老年患者，维护其权益　　老年患者生活阅历丰富，一般自尊心较强，对接触最多的护理人员的态度、言行反应十分敏感，患病后由于角色的改变，引起心理上的失衡。因此要求我们护理人员更要尊重、理解他们，积极了解其家庭背景和性格特征，用自己的热情关怀去温暖老年人，使他们感到晚年生活有意义，感到自身价值所在，提高身心素养，增进健康。还要了解患者家庭成员彼此间的关系和老年人在家庭中的地位等，调动家庭成员共同照顾好老年人的积极性，对他们提出的各种建议和要求，要耐心倾听，认真对待，能做到的尽可能予以满足。

2. 工作认真谨慎，细致周到　老年人组织器官衰老、功能退化、感觉迟钝，自觉症状轻微，即使病情危重，临床表现也常不典型，容易掩盖很多的特征而延误病情。同时，老年人患病后，体质更加虚弱，常常多种疾病并存。护理时，护士不能粗心大意，要审慎地做出合理的诊治，力求护理诊断准确无误，及时解除患者的痛苦，赢得患者的信任。护理要细致周到，严格遵守操作规程及查对制度，操作迅速干练，杜绝差错事故的发生。同时在工作中还要掌握多方面的技能和技巧，及时消除不良因素，使其恢复最佳心理状态；做好健康教育工作，指导老年人养生，做好疾病预防的宣教工作。因此，老年病科的医护人员要不断加强业务学习和自身伦理道德建设的培养，掌握老年人的病理、生理、心理特点，在工作中认真、谨慎、细致、周到、善于观察，及时发现前驱症状，及早发现并发症，对可能发生的病情变化要引起高度重视。

3. 注重细节，提高护理质量　护士在护理老年患者时，要根据老年人的特点，耐心解释，取得理解和配合。根据患者的具体情况，做好安全宣教，使其了解自己需要配合的内容，积极采取预防措施，消除不安全因素。如针对老年人有夜间如厕的习惯，夜班护士应及时协助患者如厕，减少跌倒意外的发生，嘱患者如厕或洗浴时不宜锁门，以便发生意外时旁人能够关心照应；根据老年人的习惯调整晨间抽血、测血压的时间；加强对患者用药的知识宣教，指导患者按时、按量、准确用药，耐心教会老年患者识别药物的不良反应。注重细节并应始终贯穿在操作、处置、配合抢救等各环节中，建立重点患者护理交班本，对老年人进行多角度、全方位的护理，增强老年人的自我保健意识等。

四、手术患者的护理伦理

案例 6-7

一例术前诊断急性阑尾炎穿孔的患者，于晚上 22：30 入手术室行剖腹探查术。因为考虑是阑尾穿孔，所以只安排了实习生作为器械护士上台。术前器械护士和巡回护士清点手术器械和敷料并作好了记录。术中因手术需要添加了 5 块纱布，后发现为肠病变，需行肠切除手术，于是巡回护士通知副班护士过来加班。副班护士上台后又加 5 块，加上原有的，台上纱布总共为 20 块。关腹前清点用物时发现一块盐水纱布上的纱带不见了。医生重新进腹腔寻找，找了 2 次仍无结果，大家共同参与查找仍然未见纱带，最后常规关腹，患者返回病房。

问题：1. 手术患者的护理伦理规范有哪些？
　　　　2. 该案例中护士是否存在违反护理伦理规范的行为？

手术是治疗疾病的手段，现代化的手术室是手术治疗、诊断、抢救的重要场所。但不论手术大小，对患者的机体和精神都能造成一定的伤害。所以，手术室护士不仅要有严谨科学的态度、扎实过硬的业务技术，还应具备崇高的护理伦理道德，一切以患者为中心，最大限度地维护患者利益及人格尊严，保证患者的身心安全。

（一）手术患者护理过程中存在的伦理问题

1. 忽视对患者的宣教　手术是治疗疾病的手段，但不论手术大小，对患者机体和精神都会造成一定的伤害。由于大部分患者对手术室环境不了解，对手术都存在一定的焦虑或恐惧感，术前会担心手术是否能成功，担心出现疼痛及意外，担心术后有无并发症甚至导致残疾等问题。有的患者由于害怕会引起一系列的机体症状，晚上服用安眠药后仍难以入睡，甚至压力过大，担心下不了手术台。护士若不重视对患者的宣教，则容易使其焦虑或恐惧程度加重。

2. 忽视患者的精神压力　患者在术前都会对麻醉和手术感到紧张和恐惧，担心疼痛、主刀医生技术及手术效果，对自己所患疾病的预后感到焦虑或忧伤，甚至悲观和绝望。这种情绪上的剧烈波动必然引起患者机体内环境的紊乱，导致个体生理和心理产生强烈的应激反应，出现心率加快、血压升高等表现，严重影响患者对麻醉和手术的耐受力。这种情绪在手术前的不同阶段是不断变化的。术前一天焦虑情绪最高，说明越接近手术日期，患者焦虑程度越高。

3. 由于手术室的护理缺陷酿成差错事故　手术室是一个较为特殊的环境，工作强度高。护士长期超负荷运动，容易造成体力透支，注意力不集中，思想麻痹，工作疏忽大意，查对和清点不细致；个别手术室制度不健全、不完善，护士不严格遵守和执行手术室的各项规章制度，如在人手不够的情况下违规安排实习生单独上台参与手术、术中执行医嘱不规范等；个别工作人员抢救知识欠缺，技术不熟练，对一些急救设备的特殊的性能及用途缺乏了解，影响抢救的及时性和配合的密切性；手术器械的准备和保管不善，造成差错事故的发生。

（二）手术患者的护理伦理要求

1. 做好沟通，消除陌生感　为稳定患者情绪，减轻对手术的恐惧，使其以最佳的身心状态面对手术，护士应在术前对患者进行访视工作，用和蔼可亲的态度，与患者建立良好的关系，向其介绍手术室相关知识，并对其进行全面评估，充分了解其疾病特点、身体状况、生活背景、经济情况、人格特征等，了解患者最关心和最担心的问题，根据患者情况制定个性化的护理方案。

2. 做好心理护理，消除患者精神压力　护理人员首先要尊重患者，使用礼貌性的语言，取得患者的信任与尊重。在向患者介绍手术室护理工作和相关知识时，要注意语言的规范性，在沟通中应根据患者的认知程度，选择合适的语言，尽量避免使用医学术语，以免造成沟通不畅，引起不必要的情绪变化。热情温暖的语言能让患者感受到护理人员的关怀、体贴，心里会感到莫大的慰藉，同时也能消除陌生感，促使护理活动的有效实施。

3. 加强手术室护理缺陷的预防　手术室作为一个特殊的科室，每天有大量手术患者在此接受手术治疗，因此，手术室工作人员必须遵守手术室的各项规章制度，严格履行岗位职责，按照手术要求做好术前准备、术中配合及术后处理三方面的工作，如严格做好手术患者的核对工作、术中清点工作等；认真学习相关的法律知识，提高医疗安全意识，加强责任心培养，规范实习生或进修人员带教制度，杜绝护理缺陷及差错事故的发生，保证手术患者的安全。此外，手术室接触专业学科多，病种多，加之临床医学发展迅速，新的急救药品和器械不断涌现，手术室工作人员必须坚持学习，及时掌握新技术、新仪器的使用，以便更好地配合手术工作。护理管理者应按护士的层次，定期组织业务培训和学习，加强护理技能培训和专科技术训练，不断提高个人职业素质。

五、癌症患者的护理伦理

 案例 6-8

李某，男性，62 岁，退休教师，因"右上腹疼痛伴黄疸 2 个月"就诊，门诊以肝癌收入院。入院后家属为了避免患者得知实情后受刺激，于是请求责任护士帮忙隐瞒患者的诊断，护士答应为其保守秘密。但患者本人告知护士，他对任何诊断都有承受能力，要求护士必须告知他真实的诊断，否则就告护士侵犯他的知情权。

问题：责任护士应该怎么办？

癌症已成为威胁人类健康的第二大杀手，当一个人被确诊为癌症后，内心不免受到极大的冲击，容易出现各种心理反应，如极度恐惧、绝望等，对疾病预后及生命期限担忧不已，因此做好癌症患者的伦理护理，对提高其治疗效果、改善生活质量有举足轻重的作用。

（一）癌症患者护理过程中存在的伦理问题

1. 忽视患者的心理问题　患病初期癌症患者主要表现为紧张、怀疑、没有信心等。个别患者性情固执，常自以为是，不听劝告，疑心重，加之很多家属为维持患者的希望而对患者隐瞒病情，这样会使患者对医生、护士的态度、说话方式及家人对自己的态度等都非常敏感，容易猜疑别人的行为。少数患者一旦了解自己的病情，认为癌症即是宣告生命即将结束，就对生活失去信心，整日闷闷不乐，孤独抑郁，想到自己未完成的事业，以及亲人、朋友，便会从内心深处产生痛苦和悲伤。若护理人员忽视患者的心理变化，很容易导致意外事件的发生。

2. 缺乏对癌症患者的人文关怀　患者一旦知道自己患了癌症，会更加留恋亲人，留恋人生，但又容易产生自我低估、自我责备以及无望和无助感，表现出倔强、不愿与人交往，少言寡语，易伤感、悲哀。很多患者一方面有很强的求生愿望，希望得到先进、妥善的治疗，能够早日解除痛苦，重新回归到正常的生活状态，但一方面又担心家庭经济负担，害怕由此给家庭成员带来沉重的经济压力，害怕治疗的后果是疾病没有治愈，家庭又背负沉重的经济负担，这样，患者内心矛盾冲突严重，内心备受煎熬。

3. 侵犯患者的知情同意权和自主权　很多患者家属和医护人员认为对患者应该尽量隐瞒病情，害怕患者知道病情真实情况后会悲观失望，不利于疾病的治愈。但是要不要全盘告知癌症患者的真实病情，确实是一个两难的抉择。有的医护人员主张第一时间全盘告知，认为这是国际的先进做法，可以使患者享有充分的知情权，可以使患者积极参与治疗和做出决定。而选择完全不告知和隐瞒病情，也会带来一些问题，比如患者不配合、不坚持治疗等。

（二）癌症患者的护理伦理要求

1. 增强护患沟通，做好心理护理　首先给患者创造一个好的环境，根据患者的不同性别、爱好及性格特点，将病室环境布置得亲切、温馨，分散他们的注意力。其次，经常与患者交流，多解释、安慰、介绍成功病例，增强患者的自信心。很多患者突然得知身患癌症，毫无思想准备，加上周围亲人的过分关心和紧张，往往会使患者产生巨大的压力和恐惧。护士应最大限度地调动家庭和社会的力量，合理运用社会支持系统，与患者单位多沟通、做好家属工作，多陪护和探视患者，帮助癌症患者树立信心。当患者提出各种问题时，用婉转的语言作耐心恰当的解释，癌症患者比较敏感，护士应善于运用各种积极暗示，主动与患者交谈，耐心倾听，为患者提供情感上的有效支持，减少由疾病造成的心理压力。

2. 积极帮助患者减少内心矛盾　护士应对患者的职业、文化、家庭以及个人的生活境遇多多了解，熟悉患者的治疗方案和具体治疗方法，无论家庭条件能否帮助患者积极治疗，均应鼓励患者正确面对。随时掌握患者的心理变化情况，了解患者真实的心理状态，根据患者将要或者可能出现的心理变化和心理规律，制定出切实有效的预防措施和心理护理方案。很多癌症患者一旦获悉自己患了不治之症以后，生的欲望降低，而死的欲望会增强。护士要用坚定的表情、不容置疑的语言取得患者的信赖，唤起患者的希望和求生的信念，帮助患者排除不良的心理状态，减轻内心的矛盾和彷徨。当患者萌发希望之后，鼓励他们积极参与生活，鼓励患者承担力所能及的生活事项，并使他感知到自己的积极主动给家庭带来的欣喜和希望，多增加交流和沟通，使患者从压抑、焦虑、烦恼、苦闷中解脱出来，移情益志，积极调控心理。

3. 尊重患者的知情同意权　关于癌症患者对疾病的知情同意权，大家都有不同的说法，有的认为隐瞒为好，有的认为应该开诚布公。目前总结的最切合我国国情的有效对策是主张"适当告知原则"，即在适当的时候，以适当的方式，告知其适当的部分。适当的时候，是指当事人也感觉到自己的病情不简单，内心有一定的疑虑和敏感，所以此时可以以适当的方式，告知其适当的部分。这样做一方面可以消除患者与日俱增的敏感疑虑心理，患者的心理伤害也最小；另一方面可以使其积极配合漫长而痛苦的治疗过程。在告知病情时，还应该考虑患者的个人性格特征、生活方式、接受程度等因素。如对有些文化层次较高，心理素质较好的患者，可以开诚布公，使其自主决策；而对善疑虑、情绪不易稳定者可以视患者的心理接受能力、可能的预后情况而适当告知。但对高龄肿瘤患者，在治疗上一般不主张创伤性治疗，多采取一些毒副作用小的中医药治疗，告知后会给老年人带来担惊受怕的危险和可能，所以应不告知或少告知为妙。

总地来说，运用合理的护理伦理方式来参与癌症患者的护理，可以提高患者的生命质量，减少患者的痛苦，增加患者的舒适程度，维护患者的尊严，鼓励患者树立战胜疾病的信心和希望，积极调动自身的力量，去遏制癌症的发展，保持良好的心态，珍惜生命的每一天。

六、临终患者的护理伦理

 案例 6-9

患者，男性，85 岁。因与家人争吵过度激愤而突然昏迷，迅速送至某医院急诊，诊断为脑出血、昏迷。经抢救，患者仍昏迷不醒，且自主呼吸困难，各种反射几乎消失。面对患者，是否继续抢救？家属有不同看法和意见。患者长女说："父亲苦了大半辈子，好不容易才有几年的好日子，若能抢救成功再过上几年好日子，做儿女的也是个安慰。"表示不惜一切代价地抢救，尽到孝心。患者儿子说："有希望抢救过来固然很好，如果确实没有希望，也不必不惜一切代价地抢救。"并对医护人员抢救工作是否尽职尽责提出一些疑义。

问题：请用伦理学知识分析此案例。

临终患者是指医学上已经判定在当前医学技术水平条件下治愈无望、估计在 6 个月内将要死亡的人。面对生命即将走到终点的患者，护理人员不仅要从生理、心理、社会角度去实施护理，还应当自觉运用现代护理伦理观点和原则来关怀临终患者，使他们精神上得到慰藉，减轻心理上的痛苦，提高临终时的生命质量。

（一）临终患者护理过程中存在的伦理问题

1. 忽视临终患者内心的诉求　临终患者面对自己生命即将结束时，会产生对生的渴望和对死的恐惧，产生巨大的悲伤和痛苦。早期患者通常无法接受事实，否认事实；当病情趋于危重时，就表现为烦躁不安，暴躁易怒，不讲道理，甚至不接受治疗，或者将愤怒发泄于家属和医务人员。随着病情的发展，患者慢慢会不再怨天尤人，但期待好的治疗效果并不断提出要求，对过去错误行为表示悔恨，并请求宽恕；随着病情日益恶化，患者不得不面对现实，忧郁、悲伤、痛苦、绝望，忍受不了疾病的痛苦，不愿家人离开；后期患者知道自己即将死亡，极度疲劳衰弱，表现平静，希望有独处的空间，对死亡不再恐惧和悲伤，情绪变得平静和安详。

2. 侵犯临终患者的知情权和决策权　患者进入临终阶段后，多数家属担心患者遭受打击，心理上难以承受，所以会拒绝告知患者病情。而也有部分患者和家属认为患者应当知道疾病的诊断和转归，以便有充分的心理和思想准备，面对现实。其实死亡更是对生者的考验患者家属往往承受着巨大的经济负担和身心压力，所以患者家属所承担的痛苦，往往超出临终患者的自身体验。

3. 注重治疗还是生命质量的伦理争议　随着医学科学的进步和医学技术的不断提高，各种危重症患者救治成功率显著提高。但对于临终患者，是应该用先进的仪器和药物维持其基本生命体征，延长生存时间，还是节约卫生资源，保障其临终前的生命质量，这个问题一直备受关注。对无法救治的临终患者和脑死亡患者而言，放弃治疗能够节省大量的卫生资源，但是对有救治希望却因各种原因放弃治疗的患者来说，就有可能是对生命尊严的漠视，并可能引发一系列的家庭和社会伦理问题。

（二）临终患者的护理伦理要求

1. 尽量满足患者的心理需要　临终患者的心理过程非常复杂，心理需求大大增加，护士应了解临终患者的心理活动及变化规律，坦诚地与患者沟通，理解、宽容，善待患者的情感，减轻其心理压力，多同患者亲切地交谈，倾听他们的主诉，生活上多给予关心和照顾，并根据患者的需要随时出现在患者身边。很多患者不相信自己生命即将结束，这时护理人员要保持一种坦率、诚实的态度，仔细地听患讲他们所知道的情况，给予支持和理解，维持其希望感。对于意志坚强，能够正确对待死亡的人，可将真实情况告诉本人，激发他们的斗志，有利于其更好地配合治疗，有利于延长寿命。公开地与他们谈论病情，也有利于情感交流，给予心理支持。对于敏感忧郁的患者，护理人员应注意不要在患者面前谈论病情，应对患者进行特别护理，使患者有一种安全感。一名合格的护理人员，应根据临终患者不同时期的心理特点，进行心理护理，帮助患者在最后的生命阶段建立最佳的心理状态。

2. 尊重患者及家属意愿　要尊重患者及其家属的选择权，对于一些恶性疾病，治疗已经没有意义，应运用现代护理学理念开展临终护理工作，满足患者及其家属的需要。如果患者家属对此问题所持的态度与患者明显不同，护士一定要加强与家属的交流和沟通，可以将患者的病情及时告诉患者家属。医护人员与家属一定要协调一致，以免引起不良的后果。对因各种原因放弃治疗的患者家属，护士也应理解、尊重，不要讽刺或责难家属，减轻其负疚感。满足患者亲情的需要，临终关怀病区应为亲属探视提供场所，积极进行聊天及情感上的交流，使患者感受到亲朋好友对他的爱和关心，给予患者和家属适当的私人空间，满足家属适当生活护理的要求，使患者产生被认可的亲切感、满足感，增加愉快心情，延长生命。

同时，护士应主动帮助患者家属处理死者善后，对患者家属给予理解、同情和心理支持，向他们讲授生与死的客观规律，以及临终阶段提高生命质量的重要性。尽量减轻家属的负担和悲痛，鼓励他们战胜心理危机，促进其心理的健康发展，帮助家属早日从失去亲人的悲痛中解脱出来。

3. 尊重死亡，注重生命质量　临终护理应充分体现"以人为本"的原则，充分尊重患者和家属的意愿，满足患者爱与自尊的需要，对于无法治愈的患者，应该注重生命质量的提高，而不是无谓的医学治疗。长期以来，医学主要关心治愈疾病、维护生命健康，却忽略了对临终患者的真正关爱和照顾。我们应彻底更新观念，对临终患者及其家属进行死亡教育，帮助濒死患者克服对死亡的恐惧，学习准备死亡，面对死亡，接受死亡。临终护理应尊重生命，注重生命质量，关注护理而非治疗。尊重死亡是一个自然的过程，最大限度地减轻临终患者的痛苦，满足其需求，使其安然离开，不仅维护了患者的尊严，还保持了人的完整性和人格尊严。临终关怀以尊重和爱护每个生命为宗旨，通过营造温馨、和谐的环境，提供充分、全面的生活和心理护理，最大限度地满足患者的要求，使其圆满地走完生命的最后一程。

总之，实施临终护理时，护士应以提高生命质量为宗旨，尽量减轻患者生理和心理上的痛苦，满足其需要，维护其尊严，减轻家属的悲痛并给予心理支持。临终护理蕴含着深厚的伦理道德内涵，护理工作者只有不断加强道德修养，不断提高自己的综合素质，完善自我职业操守，才能推动临终护理事业不断向前发展。

> **链接**
>
> ### 安宁疗护——守护生命的最后一站
>
> 安宁疗护（hospice care）是一个医疗团队，由一群接受过安宁缓和医疗的专业人员组成。当以治愈为目的的医疗措施无法控制病情的恶化，患者预期生命可能少于6个月时，为重症病患与其家属提供症状缓解、情绪支持、灵性照顾与其他小区综合资源，目的为减除终末期患者之身体不适症（如疼痛、恶心、呕吐、吃不下等），并陪伴和指导患者及其家人如何面对及处理死亡的各种不同情绪（如悲伤、不舍、忧郁），使终末期患者虽然时间有限，但仍可以享有最高的生活质量，安宁疗护不加速死亡，也不推迟死亡，但协助与支持患者与家属，让生命画下完美的句点，以达生死两相安。

🎯 目标检测

单项选择题

A₁/A₂型题

1. 相对病房而言，门诊护理的组织管理任务（　　　）

A. 比较轻　　　　　　　　B. 比较重

C. 比较简单　　　　　　　D. 比较急

E. 无差异

2. 下列哪项不是门诊护理的特点（　　）
   A. 组织管理任务重
   B. 交叉感染防控压力大
   C. 服务协作性不强
   D. 门诊是医院服务质量的窗口
   E. 人员密集度高

3. 下列不符合门诊护理伦理规范的是（　　）
   A. 尊重患者的隐私权
   B. 在患者犹豫不决时，帮助患者做决定
   C. 严格三查七对
   D. 对待所有患者一视同仁
   E. 多学科团队协作

4. 下列哪项不是急诊护理的特点（　　）
   A. 突发性强　　　　　B. 随机性大
   C. 接诊患者比较有规律　D. 患者病情变化多端
   E. 风险性高

5. 急诊护士应具备的护理职业道德不包括（　　）
   A. 尊重生命　　　　　B. 果断敏捷的反应能力
   C. 高度的责任心　　　D. 擅自做决定
   E. 密切配合的协作精神

6. 妇产科护理的伦理规范不包括（　　）
   A. 关注患者的心理需求　B. 尊重患者的隐私权
   C. 具有高度的同理心　　D. 歧视性病患者
   E. 主动积极完成工作任务

7. 不符合儿科护理的伦理规范的是（　　）
   A. 儿童年龄小，无需告知其病情
   B. 尊重患儿的自主权
   C. 关心体贴患儿
   D. 保护患儿的隐私
   E. 慎独

8. 手术患者的护理伦理规范不合理的是（　　）
   A. 术前向患者承诺手术一定会成功
   B. 术中严格遵守操作规范
   C. 加强新技术的学习
   D. 术后严密观察病情变化
   E. 提高风险防范意识

9. 不符合癌症患者的护理伦理规范的是（　　）
   A. 加强人文关怀　　　B. 提供心理支持方案
   C. 增强护理责任心　　D. 向患者隐瞒病情

E. 加强沟通

10. 下列哪项不符合临终患者的护理伦理规范（　　）
    A. 满足患者的心理需求　B. 缓解患者的疼痛
    C. 尊重患者及家属意愿　D. 关心治愈疾病
    E. 帮助患者及家属处理不良情绪

11. 护士王某是一名门诊护士，工作期间下列哪种行为不符合门诊护理的伦理规范（　　）
    A. 语言生硬、态度冷漠
    B. 合理安排就诊顺序
    C. 热情服务、体贴关怀
    D. 注重科室间的团结协作
    E. 仪容得体、仪态端庄

12. 患者李某在门诊候诊期间，突然出现面色苍白、大汗淋漓，表情痛苦，但他前面还有 10 人候诊，此时门诊护士的做法不妥的是（　　）
    A. 不予理睬
    B. 安慰患者，缓解其焦虑情绪
    C. 为患者测量生命体征
    D. 向其他患者解释，安排王某优先就诊
    E. 立即通知医生

13. 患者，男性，车祸致全身多发伤，急诊入院，在医生未到来之前，护士的做法不合理的是（　　）
    A. 为患者测量生命体征
    B. 密切观察患者的病情变化
    C. 为患者吸氧、保持呼吸道通畅
    D. 等医生来了再处理
    E. 做好患者的心理疏导

14. 患者王某，未婚先孕流产，入住妇产科病房，护士小王将此事当作八卦告知其闺蜜，护士的行为侵犯了患者的（　　）
    A. 平等医疗权　　　　B. 生命权
    C. 知情同意权　　　　D. 隐私权
    E. 健康权

15. 患者，男性，胃癌术后，行化学药物治疗，用药期间药物外渗，护士未予察觉，后患者出现局部组织坏死，该护士工作过程中违背了哪项护理伦理规范（　　）
    A. 尊重患者的知情同意权　B. 工作严谨认真
    C. 注重人文关怀　　　　D. 关注患者的心理诉求
    E. 保护患者隐私

（张伟伟）

第**7**章
护理科研伦理

第1节 护理科研伦理概述

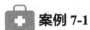 **案例 7-1**

1969 年美国一肿瘤研究所宣布，他们在延长植皮的存活时间方面有了新的突破，已完全克服了免疫排斥反应。直到 1974 年，人们拆穿了这一骗局，原来老鼠身上的有色皮肤不是新移植上的，而是涂了一层颜色的皮肤。这一"着色老鼠事件"已成为科学界的著名丑闻。而 1973 年 4 月，美国著名科学家赛宾在美国科学院宣布，他发现疱疹病毒可以引起某些人体肿瘤，但 1 年后，他在一个研究生班上宣布收回以前发表的材料，因为这个实验不能重复做出，无法证实其可靠性。在收回材料的同时，他又在学术期刊上发表了收回材料的声明。这种知错就改的高尚行为受到科学界人士的广泛赞扬。以上两个事例，说明医学科学研究必须尊重科学，实事求是，捍卫真理。

问题：1. 什么是护理科研？

2. 我们从"着色老鼠事件"中体会到护理科研应该具有什么样的精神和态度？

一、护 理 科 研

护理科研，是用科学的方法反复地探索、回答和解决护理领域的问题，直接或间接地指导护理实践，提高对患者护理的过程。护理科研同其他科学研究一样，具有探索性和创新性，这个本质特征规定了科学研究应具有主动性、自觉性和计划性，规定了科研工作的正常程序。护理科研的正常程序能够正确地指导研究工作的顺利进行，使护理科学研究活动符合科学规律，取得科学的结果。护理科研是现代护理活动的重要组成部分，是护理学发展的关键环节。护理科研的基本任务是认识和揭示疾病的发生、发展和转归过程，提出护理的有效措施和方法，并以此提高护理技术水平、促进人类健康、保证社会安定和繁荣。

护理科研伦理是促进护理科研发展的重要动力，是保证护理科研活动达到预期目的的重要条件。

二、护理科研道德的特点

从事护理科研的护理工作者，除了要有科研工作的智力素质和必要的科研手段外，还必须具备一定的护理科研伦理素养。

护理科研伦理是指护理科研工作者在参与临床医疗科研和护理科研中应遵循的道德准则。它既是顺利实现现代护理科学研究的重要保证，也是全面实现现代医学科研促进人类健康这一最终目标的重要保证。有以下特点：

1. 广泛性 新的医学模式使护理概念、护理内容以及护理工作方法等多方面都发生了变化，护理科研不仅要吸收医学的最新研究成果，而且还要借鉴和汲取社会科学、人文科学、自然科学等方面的知识。例如对护理心理、护理伦理、护理教育、护理美学、护理哲学、护理管理、预防保健、老年保健、临终关怀以及与医学相关学科交叉研究日益增多。近一个时期以来，无性别护理也被列为现代护理科研的重要内容。整体护理观念认为人是生理、心理与社会的统一体，无性别护理属于生理部分。国内大部分医院，护士的工作只是局限在注射、送药等辅助治疗操作上，洗头洗澡等生活护理一般由护工去做。无性别护理既是对传统观念的一个挑战，也是护理内容发生变化的一个体现。如何把此项工作做好并逐步完善起来，很值得研究。可见，护理科研的研究内容十分丰富与广泛。

2. 复杂性　一般自然科学的科学研究，可以在特定条件下，以相同对象重复实验，来获得对事物本质的认识。而护理科研对象是人，对于人的生命、疾病、健康等方面的研究，不能单纯地运用生物医学模式、规律和方法，还需要运用社会学、心理学、伦理学等社会科学、人文科学的知识加以分析研究，除了运用一般的方法外，还要运用一些独特的方法，例如临床观察、动物模拟实验、人体实验、群众调查和心理测验等，才能得出正确的结论。另外，由于人的生理、心理、病理的个体差异很大，所处的生活环境、工作性质、经济状况等情况不同，在科研中很难获得完全一致的研究结果，护理科研的难度大大地增加。最后，由于人体的实验研究必须经过动物实验，当实验证实对人体无害时，才能运用到人的身上。由此可见，护理科研的实验过程繁杂，耗时长，效果不易很快地显示出来，这些都大大地增加了科研的复杂性。

3. 时代性　进入 21 世纪以来，人类已经在教育、科学、经济等多方面实现了全球化、国际化，许多学科之间相互渗透，使各个领域都呈现出更加广阔的发展前景。在医疗护理领域，新理念、新方法、新技术也层出不穷，特别是人类健康新理念的确立，使人类对自身健康的认识上升到一个新的层面。因此，对医疗护理的要求也不断提升，尤其是对康复护理更加追求完善。这些都对护理科研工作者提出了挑战。现实要求护理工作者要不断更新观念，完善护理程序，改进操作方法，引进现代最新科学技术和科研成果，与此同时，仍要保持一定的医学人文精神。护理科研工作者不仅要紧跟时代的发展和社会的进步，在科研中，还要带着爱心，充分地运用现代医学心理学、医学社会学、医学人类学、医学伦理学和医学美学等学科的知识和规律去研究护理工作，在时代的前进中让广大患者得到最科学、最人性的关怀和照护。

4. 实用性　目前各医院诊治技术不断更新，治疗手段更加先进，患者的要求也更加追求完善。这些都给护理工作者提出了更新、更高的要求。护理人员在进行研究工作时就必须围绕探索合理的护理程序、改进护理操作方法、在护理工作中引进现代科学技术等来进行，使广大患者得到最科学、最满意的护理，从而提高护理质量和水平。护理研究的对象是人，研究的成果又作用于人本身。对人的本质、规律的研究，单纯地用生物医学的规律、模式和方法难以阐明和解释，还必须用医学心理学和社会医学等规律去研究说明，只有这样，护理研究的成果才适合于现代医学与护理模式，才适合于人的需要，才能实用于当今护理实践。

5. 艰巨性　受工作性质的限制，护理科研工作大多在护理患者的实践中摸索进行，很少能在实验室中进行。由于人类生命的特殊性，许多有创造性的护理措施的研究不能直接在患者身上进行。所以，进行护理科研常常条件不充足，实践周期长，经验的积累和耐心的探索决定了护理科研的艰巨性。同时，由于长期以来各级医院护士工作超负荷，护士无精力专注科研，加之护理队伍的整体学历水平偏低，护理科研工作困难重重。

6. 紧迫性　随着生物医学高新技术的发展和临床应用，随之而来的一些伦理难题已摆在面前。比如，对于植物人，医护人员是坚持治疗和护理，还是放弃治疗与护理？安乐死中的伦理问题如何解决？这些年临床医学有了长足的发展，但护理科研工作相对落后，已不能适应医学和社会的快速发展，因此，护理科研任务繁重而紧迫。

三、护理科研道德的作用

护理科研可提高护理质量，从而提高医院诊治质量，加快患者的康复，提高病床周转率。其作用如下：

1. 护理科研道德能够促使护士正确认识自身的价值　护理科研道德是护理科研工作沿着健康轨道发展的重要保证。护理人员只有具备了良好的护理科研伦理道德和精湛的科研技术，才能使科研工作达到预期的效果。科研成果的实现及其在实践中的应用，能够体现护理科研人员的价值所在。

2. 护理科研伦理能够使护士最大限度地开发聪明才智 高尚的护理科研伦理道德，能够使护理人员自觉地把为人类造福作为护理科研的根本宗旨和目的，能够端正护理科研动机，把握正确的科研方向；高尚的护理科研伦理道德，能够激发护理人员勇于开拓、奋力进取，敢于攀登护理科研的高峰；高尚的护理科研伦理道德，能够使护理人员不怕挫折，不畏艰险，勇于牺牲，乐于奉献；高尚的护理科研伦理道德，能够最大限度地开发护理科研人员的聪明才智，使之富有创新与创造精神。

3. 护理科研伦理可以净化护士的心灵 高尚的护理科研伦理道德可引导护理人员在科学研究中坚持实事求是，尊重客观事实，保证科研工作的严肃性与科学性；高尚的护理科研伦理道德可以促使护理人员做到谦虚谨慎，团结协作，尊重他人劳动，处理好个人与集体的关系，高尚的护理科研伦理道德可能净化护士的心灵等。

四、护理科研的伦理规范

护理科研的具体道德要求，是指关于护理科研选题、组织、资料收集、实验观察、结果分析及发表应用等每一环节应该遵循的道德规范，护理科研的一般道德要求，则是贯穿于上述每一过程的总体道德原则。护理科研工作者要达到预期的科研效果，除具备良好的专业技术水平外，还必须遵循护理科研的以下伦理规范：

（一）目的明确，动机纯正

护理科研的根本目的是认识人体生命的本质，寻求增进健康、预防疾病、恢复健康、减轻痛苦的途径和方法，提高人类健康水平和生活质量。护理人员从事科研工作必须从卫生事业和人民健康的需要出发，科研行为的目的和动机都应以社会价值为出发点，着眼于广大人民群众的健康需求，努力促进人民的身心健康和社会文明进步。因此，护理科研也必须突出强调社会需要原则，以人类的健康利益为第一目标，显示出造福人类的根本性护理科研目的。

（二）不断求索，献身科学

护理科研的实质是不断发现、发明，不断地增加新知识，建立新理论，发明新方法，揭示新规律。因此，护理科研工作者必须有不断探索的精神。探索是创新的必由之路。科研探索是一个漫长、曲折的过程，会遭到各种难以想象的困难、险阻和挫折，甚至会有生命危险，而且还会受到社会舆论和各种因素的干扰。例如在护理科研中，各种细菌、病毒、寄生虫、放射线、有毒物质都随时可能危害研究者的健康甚至危及生命。面对各种困难和阻力，科研工作者要不怕危险、挫折、嘲笑和打击，始终坚信真理、绝不动摇，正确对待失败。

（三）尊重科学，严谨求实

要在坚实的业务知识和统计学知识基础上进行科研设计，坚持以科学的方法为指导，使之具有严格性、合理性和可行性。课题设计要按照统计学的随机、对照和重复三个原则，缺少对照组、不随机和不能重复，其结果都是不准确的、不严肃的，也是不科学的。

要严格按照设计要求、实验步骤和操作规程进行实验，切实完成实验的数量和质量要求，观察实验中的各种反应，真实地记载实验中的阳性和阴性反应，确保实验的准确性、可靠性和可重复性。

要客观分析综合实验所得的各种数据，既不能主观臆造，也不可任意去除实验中的任何阳性反应，要善于分析比较。伪造或擅自改动科研数据、资料，假报成果，抄袭剽窃他人成果等行为都是不道德的，理应受到道德舆论的谴责，严重者将受到法律制裁。

尊重同道，团结协作是护理科研道德的重要规范。每个护理科研工作者要按这一道德标准来衡量和约束自己的研究行为，使研究不满足于已有的成就，虚心求教于人，不断进步，不断提高自己的学识。

同时，要发扬民主学术作风，在自由、公正的争论中，辨清是非，坚持真理，发展真理。另外，护理科研工作者要积极开展学科间、行业间、单位乃至国际的协作配合，在科研攻关中善于协调好各种人际关系，在合作中与同事相互沟通、相互支持、相互配合、团结协作，充分发挥个人专长和集体智慧，取得最佳的科研成果。

要善待成果，善用成果。科研成果的取得是个人和集体智慧与劳动的结晶，科研道德要求每一位参与者互相尊重，在荣誉面前表现出高尚的谦让精神。在联名发表著作、公布成果时要实事求是地对待文章的署名。要按贡献大小进行利益分配，切不可把物质利益当作追求的目标斤斤计较，也不可不顾各自的贡献，搞平均主义分配。对待科研成果不得盗名窃誉，剽窃他人成果据为己有的行为是缺乏科研道德的，甚至是违法的。

现实生活中，科研成果应用存在"善用""恶用"两种对立情况。"善用"就是以人类健康事业为最高道德目标，体现医学和护理的道德本质，把新成果用于解决人类疾病和健康问题放在第一位，商业利益放在第二位。"善用"科研成果还包括"慎用"科研成果，科研成果的应用存在着满足现代需要和防止危害未来的统一问题，这也是当代科研成果应用中的尖锐道德问题。"恶用"就是以谋取商业利益为唯一目的，把新技术新成果当成谋取个人、集团利益的工具，在应用中收取高价。"善用"符合医学目的，是我们社会倡导的理想道德标准。科研工作者要把全社会、全人类的整体利益和长远利益放在首位，本着认真广泛研究、推广慎重的原则办事，履行自己的科研道德义务。由于人体实验中存在着一系列的道德问题，1946 年德国纽伦堡国际军事法庭制定了《纽伦堡法典》，这是关于人体实验的第一个国际性伦理文件。1964 年在芬兰的赫尔辛基召开的第十八届世界医学大会上，又通过了包括人体实验在内的第二个国际性伦理文件——《赫尔辛基宣言》，并且自 1975 年以来进行多次修改，2000 年修改后的宣言多项条款涉及人体实验应遵循的伦理原则。

第 2 节　动物实验的护理伦理

19 世纪中期，生物医学迅猛发展，实验动物成为生物医学研究中不可或缺的手段。据不完全统计，我国每年用于生命科学研究的实验动物有 2000 万只，而在全球范围内，每年有数亿只实验动物为了人类的科学进步献出生命。随着实验动物的广泛应用，关于动物实验的伦理问题也凸显出来。

在 2015 年 7 月召开的全国首届动物实验伦理问题研讨会上，中国社会科学院研究员、著名生命伦理学家邱仁宗教授指出，在动物实验以及有关动物饲养和使用中关注动物福利及伦理问题，既是建立人与自然和谐关系的一个组成部分，也是建立和谐社会的一个组成部分。因此，在动物实验中如何关注动物伦理，是生命科学工作者必须思考的问题。

一、动物实验的概念和意义

（一）动物实验的概念

动物实验（animal experiment）是实验动物科学（laboratory animal science）的重要组成部分，是指在实验室内，使用一定的仪器或者方法来获得有关生物学、医学等方面的新知识或进行科学研究的科研活动的过程。

医学动物实验是利用生物学、医学的手段在动物身上做实验，观察实验过程中动物的反应和表现，对其发生、发展的规律进行比较分析，并将结果推论到人的疾病过程，解决人类的健康和福利问题。这些实验包括使用正常的动物和人类疾病的模型动物。

（二）动物实验的意义

现代医学的发展史可以说就是一部动物们的奉献和牺牲史，从 16 世纪初英国科学家哈维血液循环理论的提出，到今天医学生命科学的繁荣，一刻也离不开动物实验。疫苗研发、器官移植、解剖学、生理学、药理学、病理学、毒理学的研究，甚至化妆品的开发，都由动物们首当其冲，帮我们承担着各种未知的风险。可以说，实验动物在生命科学研究中有着不可替代的作用。

1. 动物实验是人类得以认识生命体自然规律的重要途径　面对生命这样复杂的现象，要研究其中无限纷繁的本质和规律，实非易事。对人体本身的观察分析和认识，是有限制的，不利于防治人类的疾病和维护人体的健康。因此，人类只能利用动物实验破解有机界的各种规律。生物学奠基人亚里士多德运用解剖技术展示了各种动物的内在差别；古罗马医生盖伦通过对多种动物进行初步活体解剖来推论人体的生理功能；英国医生哈维通过动物实验阐明了血液循环途径并发现心脏是循环系统的中心；克隆羊多莉的诞生证实了体细胞的全能性。这些都说明，动物实验是人类得以认识生命体自然规律的重要手段，是现代生物医学研究的重要支撑条件。

2. 动物实验是人类揭示疾病本质的强大工具　19 世纪，为了突破临床观察和尸体解剖对于疾病研究的局限性，人们开始用动物实验的方法研究人类疾病发生的原因和条件，以及发展过程中的各项机体功能的变化。在现代医学研究中，利用动物进行实验，人们可以深入研究人类疾病的发生发展规律、预防与治疗措施，使复杂的问题简单化；通过制备人类疾病的动物模型，可以对如肿瘤、烈性传染病等临床上发病率低，潜伏期长或病程长的疾病进行深入探讨。没有对模型动物进行的实验和观察，人们就无法认识人类疾病的发生与发展规律，掌握疾病控制的知识。

3. 动物实验是人类研发药物和诊疗技术的必要手段　动物实验不仅极大丰富了人类研究疾病的手段，也推动了相关药物制剂和疾病诊疗技术的研发。莫顿利用鸟类实验发明了乙醚麻醉术；班廷通过对切除胰腺的犬进行研究时认识了糖尿病的本质，并从犬胰腺中分离出胰岛素用于糖尿病的治疗。相反，由于没有进行适当的动物实验研究，对青霉素的广泛使用推迟了 10 年。可见，只有通过动物实验，才能进行临床药物的长期疗效与安全性试验；通过动物实验，有助于控制人类疾病和衰老，提高生活质量。所以动物实验是人类研发药物和诊疗技术的必要手段。

二、动物实验的护理伦理规范

医学是一门实验科学，必须要经历一个重要的环节——这就是动物实验。在动物实验过程中，我们可能很少想到去体会动物们的情感体验，这就牵涉到动物实验的伦理问题。动物实验应遵循的护理道德要求具体有以下几点。

（一）实验动物的保护原则

为了解决生命伦理学与动物实验的冲突，动物实验替代方法被提出。1959 年，英国的动物学家拉塞尔（Russell）和微生物学家伯奇（Burch）出版了《仁慈的实验技术原理》一书，在书中他们最早提出了以实验动物的减少（reduction）、替代（replacement）与优化（refinement）原则作为目标的动物实验替代方法理论，即"3R"原则。这一概念和理论的提出，促进了科学技术的进步，也不断得到扩展。

1. 减少　是指在科学研究中，使用少量的动物获取同样多的实验数据或使用一定数量的动物能获得更多实验数据的科学方法。常采用的减少动物使用数量的策略主要包括以下几点。

（1）合用动物：这是最简单的方法。如利用急性生理学实验后无痛处死的动物，观察动物的大体结构、进行外科手术练习，甚至采集器官或组织进行切片观察其显微结构。可以通过协调机制，使进行不同的研究或教学的人员尽可能合用动物。

（2）改进统计学设计：通过优化实验设计与统计学方法，减少动物用量，提高实验效率，得出同样结果。

（3）用低等动物替代高等动物，减少高等动物的使用量。

（4）使用质量合格动物，选择遗传背景均一、健康状况良好的实验动物以减少动物用量，以质量代替数量。

2. 替代　是指能够推广使用其他实验方法，减少非必要的动物实验，以达到实验目的。或者是使用没有知觉的实验材料代替以往使用神志清楚的活的脊椎动物进行实验的一种科学方法。常用的替代系统包括：

（1）生命系统　包括器官、组织、细胞等的离体培养，常应用于单克隆抗体生产、病毒疫苗制备、效力及安全试验、药物细胞毒及细胞膜研究等。这种替代系统还包括用低等动物代替高等动物、用微生物代替动物等。

（2）非生命系统　包括物理、化学和计算机等方法，如在医学生物基础教学中，使用物理学或机械系统替代动物示教，利用现代计算机技术模拟复杂的生物现象，观察分析某些因素对生物电、机械活动的影响和规律等。

3. 优化　是指在符合科学原则的基础上，通过改进条件，优化实验方法、技术、内容和程序，避免或减轻给动物造成与实验目的无关的疼痛和紧张不安的科学方法。优化包括诸多内容，总体是一个科学化、规范化、标准化的过程，包括实验动物和动物实验两方面。研究内容涉及实验设计、实验技术等多方面，其中动物实验程序的优化是一项主要内容。优化的措施主要包括以下几点。

（1）减少对机体的侵袭，如采用导管装置，在一个动物体内重复取样、反复给药，减少对动物的应激。

（2）改良仪器设备，如通过遥控获取数据，减少对动物的限制，使所获得的数据完全符合动物的生理状况。

（3）控制疼痛，如使用必要的麻醉剂、镇痛剂或镇静剂等，减少动物在实验过程中遭受的痛苦。

（4）正确、熟练掌握动物抓取等涉及动物的基本操作技术，亦可在实验前对动物进行适当的训练调教，使其形成特定的条件反射，接受各种不同的实验程序。这样，既减少了动物的挣扎和痛苦，又保证了实验结果的真实可靠。

（二）实验动物的福利原则

该原则要求实验者在医学实验过程中，应该保证让实验动物在康乐的状态下生存，在无痛苦的状态下死亡。国际上公认的动物福利包括五个方面，又被称为动物享有五大自由，简称"5F"理论。

1. 生理福利　即免受饥渴的自由。在动物饲养环境上必须做到免受饥饿的自由，每天要给予充分的饲料使其生长，这是实验动物所拥有的权利。

2. 环境福利　即生活舒适的自由。在笼中，必须给予动物翻转、舔梳、站立、卧下和伸展的空间来保证动物舒适地生活。

3. 卫生福利　即免受痛苦的自由。实验中要善待实验动物，不随意使动物痛苦，尽量减少刺激强度、缩短实验时间；实验过程中应给予动物镇静、麻醉剂以减轻和消除动物的痛苦，发现不能缓解时，要迅速采用人道主义可接受的"安乐死"。

4. 行为福利　即表达天性的自由。

5. 心理福利　即免受焦虑的自由。在实验过程中，要尽量避免实验动物的痛苦，做轻抚等动作来安定动物。更不能在实验动物面前宰杀其他动物，引起动物不安、焦虑的情绪。

实验动物是人类的"替难者"，是生命科学研究的基础和条件，完全反对或禁止用动物做实验是不科学的。但动物也有生命，它们在为人类的福利和健康作出牺牲。所以，我们在开展动物实验时需要进行理性的取舍，对实验目的与给动物造成的伤害进行综合的评估。善待和科学利用实验动物才能提高动物实验的质量，从而促进动物实验科学地发展。

第3节 人体实验的护理伦理

 案例 7-2

患者张某，由于慢性肺源性心脏病入住某院呼吸科，医生在没有征得患者及其家属同意的情况下，将一正在进行临床观察的口服制剂给予患者服用。后来被该患者发现，但是其在医生的劝说下继续服药并签订同意试验合同。签订合同后第3天，该患者没有任何原因，要求中止实验。

问题：1. 请问该医生违背了人体实验中所应遵循的哪些伦理原则？
2. 该患者张某是否有权中止实验？

人体实验是医学研究中的一个重要方面，很多医学成果都是通过人体实验而取得的。但人体实验必须为人类健康服务，背离这个原则是不道德和不被允许的。

医学科学的进步和发展离不开研究，而医学研究很大程度需要依赖人体实验。同样，护理科研的发展也需要以人体作为研究对象。近年来，护理科研发展迅速，但在研究中经常会遇到研究人员的方法和患者权利冲突的情况，在资料收集过程中，由于担心研究结果受到影响而不告知受试者相关信息的情况时有发生。因此，如何在研究中尊重人的生命、权利和尊严，尤其当科学和伦理产生冲突时，遵循伦理原则指引护理科研就显得非常重要。

一、人体实验的概念及意义

（一）人体实验的概念

人体实验（human experimentation）是直接以人作为受试对象，用科学的实验方法，有控制地对受试者进行观察和研究，以判断假说真理性的生物医学研究过程，它在医学研究中有着极其重要的地位。由于在人体实验中不能完全支配受试者的行为，因此，只能在遵循医学伦理原则的前提下设计人体实验方案，尽量使受试者避免受到伤害及发生某些干扰实验的行为。

（二）人体实验的意义

1. 人体实验是医学和护理学存在和发展的必要条件　医学与护理学的发展始终没有离开过人体实验研究。人体实验在古代就已存在，如中国古代"神农氏尝百草，始有医药"等；在古希腊也有医神阿斯克勒庇俄斯在荒山野林考察动植物性质的传说。这些都反映了人类早期的医学活动离不开人体实验。近代以来，大量的物理、化学、生物学技术在医学领域的应用更是以人体为实验对象，如琴纳牛痘接种的发明等，都证明人体实验加快了近现代医学的发展。

2. 人体实验是医学及护理学科研成果转化为临床实践的重要环节　医学及护理的任何新理论、新方法，在应用之前，无论经过何种成功的动物实验，都必须在基础理论研究及动物实验后做临床人体实验。人与动物是有种属差异的，只有经过了人体实验证明确定的理论、方法及药品才能应用到临床。特别是对于一些人类特有的、不能用动物复制模拟的疾病，更需要人体实验。即使已经在临床上常规运用的理论和方法也必须不断地经过人体实验加以改进和完善。所以从医学及护理学的发展来看，人体实验是研究的一个不可缺少的重要环节。

二、人体实验的伦理意义

1. 以造福人类为目的的人体实验，为人类健康的发展作出了巨大贡献　对人体实验的道德价值历来都有不同的看法，人体实验尽管从总体上能促进人类医学的发展，但毕竟存在风险，可能对患者或受试者带来一定的损害。与损害相对应的则是收益：第一，受试者本人可以是直接受惠者；第二，对医学事业的发展有促进作用；第三，给社会带来健康福音。如第 38 届南丁格尔获得者吴景华，在 1958 年宁夏发生麻疹大流行期间，为了给好动的孩子输液，她在自己孩子的头上进行实验，发明了小儿头皮针输液法。由此可见，人们通过亲身的尝试、体验来发现、研究各种针药的治病效果，依靠人体实验得出的结果控制了危害人类健康的诸多病症。可以说，人体实验为医学和护理学的发展、为人类的健康作出了巨大的贡献。这符合造福人类的目的，所以伦理学上赋予了人体实验积极肯定的评价。

2. 背离医学目的、违反伦理规范的人体实验，给人类带来巨大灾难　历史上人体实验也给人类带来过灾难。第二次世界大战期间，法西斯国家以战争为目的，利用战俘和平民进行惨无人道的人体实验，致使几百万人无辜死亡。1997 年美国披露在非洲进行的艾滋病药物疗效试验，有上万妇女参加了试验，由于对很多参加试验的非洲艾滋病孕妇没有提供抑制母婴传播的药物，致使大约 1000 名新生儿感染了艾滋病。显然，这些人体实验，由于背离了医学目的和正义的动机，或违反伦理规范，或损害受试者利益，是为伦理学所坚决否定的。

如果将仅仅经过动物实验的药品，直接广泛地应用于临床，就等于用所有的患者做实验，这是极不道德的。例如，在新药"反应停"上市出售之前，有关机构没有对其可能产生的副作用开展详细研究和人体实验，结果造成了数以万计的出生婴儿有短肢畸形；在公众中流行的鸡血疗法、甩手疗法、红茶菌疗法等都缺乏人体实验的科学根据。所以，为了维护人类健康，科学的人体实验必然成为医学和护理科研的核心，以及发展的关键。人体实验不仅是医学的起点，也是医学实验的最后阶段，它在医学及护理学中的价值和伦理意义是不容忽视的。

三、人体实验的类型

人体实验按照实验主体的不同，分为以下两种。

（一）自体实验

自体实验即研究人员利用自己的身体进行的实验研究。研究者因担心实验会对他人带来不利的影响，或者试图通过实验亲身感受以获取第一手资料。此种实验结果准确可靠，体现着科研人员为探索真理的崇高献身精神。如医学家汤飞凡把沙眼病原体滴进自己的左眼，结果证实了沙眼病原体的致病性，解决了延续半个世纪的关于沙眼病原体的争论。

（二）受试者实验

以人体实验受试者在主观上是否出于自愿为标准，可以将非自体实验即受试者实验，分为志愿实验、欺骗实验和强迫实验。

1. 志愿实验　即受试者在知情同意的情况下，自愿参加的实验研究。对于某些新药、新技术，参试者可能出于奉献精神、经济目的、健康目的或为了解决某些社会问题而参加临床实验。受试者可以是患者，也可以是健康人，也可以是社会志愿者。

2. 欺骗实验　即为了达到实验目的，利用欺骗的手段在受试者身上进行的人体实验。欺骗实验的合法性存在疑问，这类实验往往会对受试者造成一定的身心伤害。

3. 强迫实验　即违背受试者意愿而强制进行的人体实验。一般见于战争年代，用政治或武力的压力强迫受试者参加人体实验。强迫实验不仅侵犯了受试者的人身自由，而且可能对受试者造成严重的身体和精神的伤害。欺骗实验和强迫实验无论后果如何，在道德和法律上都应受到谴责和制裁。

四、人体实验的伦理原则

人体实验除了必须遵守《赫尔辛基宣言》所一再肯定的医学人体实验道德原则外，还应遵循尊重原则、有利原则和公正原则等基本原则。具体来讲，凡涉及人体的医学护理学研究应包括如下几个具体的道德准则。

（一）维护受试者利益原则

凡涉及人体的实验首先要维护受试者的健康利益，这一准则应放在高于科学与社会利益的位置。当这一原则与人体实验的其他原则产生冲突时，应首先遵循这一原则，主要包括以下内容。

1. 必须坚持安全第一　所有的人体实验都要预测实验过程中的风险并进行毒副实验，并由伦理专家和临床医师参与或指导，保证受试者身体和精神上受到的不良影响降到最低。如果实验有可能对受试者造成较为严重的伤害，那么无论这项实验的科学价值有多大，这项实验也不能进行。

2. 必须进行受益/代价评估　每个涉及人体的医学护理学研究项目，都必须对预计的实验风险或好处进行评估。只有当研究的重要性超过给受试者带来的风险和压力，并且研究结果有可能对参与的人们有益时，涉及的人体研究才是合理的。

3. 考虑特殊受试者的特殊要求　某些特殊的受试群体特别容易受到伤害，因此需要特别保护，包括患者、犯人、儿童等。以儿童作为受试者必须得到其监护人的同意，而且事先必须经过动物或成人实验证明此项研究有益而无害。

（二）医学目的性原则

《赫尔辛基宣言》中指出："参与医学研究的医生有责任保护受试者的生命、健康、尊严、健全、自我决定权、隐私和个人信息的保密。"任何背离这一目的的人体实验都是不道德的。开展人体实验之前，必须严格审查其是否符合医学目的。

1. 禁止出于政治、军事等非医学目的的人体实验　这类人体实验主要发生在第二次世界大战期间，德、日法西斯对战俘和平民进行了灭绝人性的人体实验，这些实验大部分出自非医学目的。

2. 严防出于经济、个人目的等非医学目的的人体实验　科研人员必须把个人目的、经济目的、社会目的与医学目的的原则有机地统一起来。那种忽视医学目的，单纯追求个人自我价值和经济效益的行为是违背医学伦理道德的。

3. 坚持把医学目的性服从于维护受试者健康利益　《赫尔辛基宣言》指出："在涉及人体对象的医学研究中，应优先考虑人体对象的健康幸福，其次考虑科学和社会的利益。"如果把医学目的作为最终目的，忽视或无视实验手段的正当性，其结果往往会误入歧途，导致对受试者的伤害。

（三）科学性原则

为保证人体实验的科学性，应当做到以下几点。

1. 实验设计必须严谨　科学设计前必须充分了解相关的文献资料，实验设计应符合随机、对照、重复和均衡等科学原则，充分估计可能发生的突然事件及应急对策，并设计周密严谨的医学监护和医疗保护措施。

2. 人体实验必须以动物实验为基础　经过动物实验并获得充分科学依据，才能推向人体实验阶段。对于不治之症或垂危患者，在疗法无效时，在患者或家属同意的前提下，才可考虑未经动物实验的新药、新技术进行实验性治疗。

3. 人体实验完成后必须作出科学报告　报告要力求数据的完整、准确、无误，忠于事实、忠于结果，所得科研资料要妥善保管；不可任意篡改事实和数据，欺瞒造假，捏造实验过程。

4. 正确认识和使用对照实验　对照实验是一种为了科学地了解实验效果，在对实验对象进行实验的同时，设置另一组未加任何影响的相同对象，以便比较的研究方法。在进行对照实验时，要特别注意对照组和实验组的齐同性和可比性。

（四）知情同意原则

受试者知情同意权，是指受试者对人体实验研究的性质、目的、期限、经费来源、实验方法、采用的手段，以及任何可能的利益冲突、科研工作者与其他单位之间的从属关系、课题预计的好处以及潜在的风险和可能造成的痛苦等信息，有充分知悉，并在此基础上自主、理性地表达同意或拒绝参加人体实验的意愿的权利。知情同意原则的具体要求如下。

1. "知情"的要求　研究者要向受试者提供关于人体实验的真实、足够、完整信息，而且要使受试者对这些信息有着正确的理解，并可以根据这些信息作出理性判断加以同意。

2. "同意"的要求

（1）受试者必须具有同意的能力　一般应考虑两个可操作的因素：首先是年龄，一般建议 18 周岁以上的人才具有同意能力；其次是精神状况，是否有昏迷、痴呆等精神障碍。

（2）受试者必须是自主、自愿的同意　在实验前应该将实验目的、预期效果、可能出现的后果及危险等，对受试者详加说明，取得了受试者的自愿同意后方可进行实验。这样做不仅保护了受试者的利益，同时也尊重了人的基本权益和尊严。

3. 对特殊人群知情同意的处理　在涉及人的生物医学研究中，贯彻知情同意是非常复杂的，在特殊情况下，可以免除知情同意。

（1）知情同意的代理　对于无行为能力或限制行为能力的受试者，如婴幼儿及少年患者、智残患者、休克患者等，其知情同意由家属、监护人代行。在我国，知情同意权代理人的先后顺序应为：首先是配偶、父母与子女，其次是家庭其他成员，再次是患者委托的其他人员。

（2）知情同意的免除　为促进急救医学的发展，以危重患者作为受试者也是必要的。因为从科学角度看，临床急救方面的人体实验研究最好由危重患者作受试者，但是在治疗过程中不允许危重患者参与比标准治疗有更多风险的研究。

（五）公平合理原则

公平合理原则要求对选择的受试者在程序和结果上应该是公平的，具体要求包括以下几点

1. 受试者的纳入和排除必须是公平的　受试者的选择应有明确的医学标准，即适应证和禁忌证，确定到底哪些人适合参加实验，哪些人不适合参加实验。不允许用非医学标准来选择或排除受试者，禁止把脆弱人群（如儿童、孕妇、精神病患者等）作为受试者。

2. 受试者参与研究有权利得到公平的回报　受试者参与人体实验是对科学研究的支持，因此，我们应该给予公平的对待。研究结束时应确保每个参加实验的患者能够利用研究所证实的最好的预防、诊断和治疗方法；参与临床药物研究时，受试者服用的实验药物都须是免费的；对于对照组的受试者，在实验结束时有权利同样免费地使用实验药物。

（六）伦理审查原则

《赫尔辛基宣言》要求涉及人类受试者的实验研究方案，应当交由特别任命的伦理委员会评论、指导和批准。要求对人体实验的设计、开展，必须接受独立于资助者、研究者之外的伦理委员会的审查，以保证涉及人的生物医学研究遵循维护受试者利益、医学目的性、科学性、知情同意和公平合理伦理准则。

目标检测

一、单项选择题

A₁/A₂型题

1. 护理科研的根本目的是（　　）

A. 为解决患者的病痛服务

B. 为服务对象开展身心健康服务

C. 为健康人群预防疾病服务

D. 为增进患者的身心健康服务

E. 为人类增进健康、预防疾病、恢复健康、减轻痛苦服务

2. 人体实验的基本伦理原则是（　　）

A. 医学目的原则　　　　B. 知情同意原则

C. 受试者利益原则　　　D. 损伤赔偿原则

E. 实验科学性原则

3. 《纽伦堡公约》和《赫尔辛基宣言》多方面强调的人体实验原则是（　　）

A. 医学目的原则　　　　B. 知情同意原则

C. 受试者利益原则　　　D. 损伤赔偿原则

E. 实验科学性原则

4. 护理科研的特点不包括（　　）

A. 内容广泛　　　　　　B. 对象复杂

C. 对护士素质要求高　　D. 任务紧迫

E. 研究周期漫长

5. 基础理论研究和动物实验之后，临床应用之前的中间环节是（　　）

A. 人体实验　　　　　　B. 强迫实验

C. 对照实验　　　　　　D. 志愿实验

E. 互盲实验

6. 护理科研中，实验组和对照组面对的更多矛盾是（　　）

A. 自愿和被迫的矛盾

B. 主动和被动的矛盾

C. 公正和有利的矛盾

D. 社会公益和受试者个人利益的矛盾

E. 弱势和强势的矛盾

7. 1932 年到 1972 年间，美国研究人员随访 400 名贫穷的身患梅毒的非裔美国黑人，以了解梅毒的发展过程。虽然当时青霉素已经普遍使用，而且价钱并不昂贵，但是研究人员并不对其采用青霉素治疗，而是给予安慰剂，以观察在不用药物的情况下梅毒会如何发展。从伦理学的角度，下列分析合理的是（　　）

A. 研究人员为了医学科学的发展而进行研究，是道德的

B. 研究人员选择"贫穷的患了梅毒的非裔美国黑人"作为受试者，表明了对弱势人群的关注，是道德的

C. 研究人员没有让受试者使用青霉素治疗梅毒，违背了有利原则

D. 研究人员让受试者服用安慰剂，所以实验是道德的

E. 研究人员的目的就是了解梅毒的发展过程，因此，未给受试者使用青霉素治疗是道德的

8. 患者王小华，7 岁，患急性淋巴性白血病，接受治疗 3 个月，病情没有改善。医生建议使用一种价格较贵的新药，并征求其父母的意见。其父母经过考虑，表示同意。因为从未使用过这种药物，也不知道这种药物的效果如何，所以医生决定谨慎使用，严格监控。结果表明，使用这种药物后效果不明显。从伦理学的角度分析，正确的是（　　）

A. 医生使用新药，应该征得王小华本人的同意

B. 该项治疗属试验性治疗

C. 效果不明显，与医师使用药物过于谨慎有关

D. 因为使用药物后效果不明显，所以医师的行为不道德

E. 医生使用新药应该征得主管领导的批准

二、简答题

1. 护理科研的伦理原则是什么？

2. 如何理解人体实验的伦理原则？

三、案例分析题

某药厂请求某医院肿瘤科对某种药物进行三期临床观察试验，该药物主要是通过对机体免疫功能的调节作用而抑制肿瘤的生长。根据药物临床观察试验的要求，选择受试者的标准之一是确诊实体肿瘤并停止抗肿瘤治疗 3 个月的患者。

请你对这个三期临床观察试验进行评价思考，即选择受试者的标准是否合理，并说明它存在什么伦理问题？

（张绍异）

第 8 章

人工生殖技术的护理伦理

第 1 节　人工生殖技术的主要形式及其伦理问题

 案例 8-1

　　高亮（化名）、谢佳（化名）系夫妻，高俊（化名）系两人之子。高俊与李琳（化名）于 2007 年 4 月 28 日登记结婚。婚后李琳以其患不孕不育症为由，与高俊协商一致，通过购买他人卵子，由高俊提供精子，出资委托其他女性代孕，于 2011 年 2 月 13 日生育一对异卵双胞胎。两名孩子出生后随高俊与李琳共同生活，2014 年 2 月 7 日高俊因病去世。高亮、谢佳将李琳诉至法院，要求法院确认高亮、谢佳为两名孩子的监护人。理由有二：①高俊为两名孩子的生父，李琳并非生母，不存在自然血亲关系；②代孕行为违法，李琳与两名孩子之间亦未形成拟制血亲关系。

　　判决结果：法院驳回了高亮、谢佳的诉讼请求，两名孩子仍由李琳监护并抚养。

　　问题：1. 你如何看待代孕行为？

　　　　　2. 在出现抚养权分割的情形下，你认为代孕而生的孩子抚养权应归谁？

　　人工生殖技术是人类辅助生殖技术（assisted reproductive technology，ART）的简称，也称现代生殖技术，是运用医学技术和方法对胚子、合子、胚胎进行人工操作，最终实现使不孕不育夫妇妊娠的技术。

　　人类的自然生殖过程由性交、受精、着床、子宫内妊娠、分娩等步骤组成，这个过程有时会发生缺陷，或者不符合人们的期望，需要改变、控制或改造，进而产生了人类辅助生殖技术。人类辅助生殖技术以满足人类自身不断适应环境而自我优化的倾向为动力，以不断发展的生命科学技术为手段，以提高人类生命质量、促进人类与自然协调发展为目标，也为人类在更深层次上认识自我提供了坚实的科学依据。但与此同时，一系列伦理、法律和社会疑难问题也应运而生。

　　现阶段，人类辅助生殖技术大致可分为以下两类：①辅助生殖技术：指用以帮助不孕不育夫妇解决不孕不育问题的生殖技术，即人工授精（artificial insemination，AI）技术和体外受精胚胎移植术（in vitro fertilization and embryo transfer，IVF-ET）等。②无性生殖技术：指在人体之外进行无性生殖繁殖人口的生殖技术，如克隆（cloning）技术等。

一、人工授精及其伦理问题

　　1. 人工授精的概念　人工授精是指用人工技术将精子注入母体达到受孕目的的一种方法。人工授精主要是解决丈夫不育的手段，先决条件是妻子的生育功能正常。人工授精按精液的来源不同，可分为两种：利用丈夫的精液实施人工授精，称为同源人工授精（AIH），也称"夫精人工授精"；利用第三方供体的精液实施人工授精，称为供精人工授精（AID），也称异源人工授精。

　　2. 人工授精的伦理问题　夫精人工授精采用的是丈夫的精子，所涉及的技术行为关系限于夫妻之间，不育症夫妇及其家属容易接受，一般很少引起道德上和法律上的争论和异议。但对非配偶供体人工授精的道德是非却看法不一，目前的伦理问题和法律问题大多源于此类。

　　（1）人工授精对婚姻与夫妻关系的挑战　有观点认为，人工授精把夫妻之间性的结合分开，把生儿育女变成了配种，把家庭的神圣殿堂变成了一个生物学的实验室，会破坏婚姻关系，有悖人道。也有观点认为，人工授精在伦理和法律上是否能接受的重要根据就是看它是否能促进夫妻之间关系的巩固和发展，是否能促进家庭幸福，是否对他人或社会有损害。如果人工授精是在夫妇双方知情同意的条件下进行，同时严格遵守相关法律规定和伦理原则，那么这种人工授精就是合乎伦理的，也能促进家庭幸福和社会进步。

（2）人工授精对亲子关系的挑战　亲子关系本身存在两种属性，一是生物-遗传属性，二是社会-赡养属性。对于大多数家庭来说，这两种属性处于重叠状态、保持一致。但有一些特殊家庭，这两种属性会出现冲突和不一致。这时便产生两种观点：一是支持亲子关系的属性应以生物-遗传属性为主；二是支持亲子关系的属性应以社会-赡养属性为主。异源人工授精的亲子关系所存在的伦理问题类似于古时生活和习俗中儿女收养过继的情况，有明确的权利和义务关系，这种情况可按现有法律中有关抚养-赡养的相关条文来处理，从而界定亲子关系。

（3）人为造成无父家庭问题　主要存在于非婚内妇女人工授精的家庭。

（4）对孩子知情权的挑战　人工授精孕育而生的孩子成年后有无寻找生物学父亲的权利？孩子知道后心理会发生什么样的变化？对这类问题目前一般强调保密原则，主张对夫妇之外的一切人保密。但也有观点认为人工授精的孩子在成年后有了解自己生物信息和身世的权利，包括寻找生物学父亲及相关信息的权利，不育症父母也有告知有关真相的义务。

（5）后代血缘婚姻问题　随着人工授精的广泛开展，接受同一供精者精子出生的后代有结婚生子的可能性，这种情况实际上就属于我国法律所禁止的同父异母近亲婚配。对这种与优生强烈矛盾而又可能出现的情况如何作科学的预测并加以避免，是个十分需要重视的问题。

（6）精子商品化的挑战　如果精子商品化，精子库为了追求利润，供体为了获取报酬，会有意无意隐瞒供体身体上、精神上、行为上的固有缺陷，从而忽视精子的质量。精子商品化也会产生连锁反应，最终导致人体其他器官、组织的商品化。给予医学研究合作者以适当的报酬，这符合医学道德，但如果将精子附加商品的标签，这将是对人性的亵渎，对人权的侵犯，也是对受精者以及人工授精后代的极大不负责任。

二、体外受精胚胎移植及其伦理问题

1. 体外受精胚胎移植的概念　体外受精胚胎移植（又称试管婴儿）是用人工方法分别取出卵子和精子，在试管内完成受精，形成胚胎后植入子宫内发育的技术。这一技术主要解决妇女不孕（主要为输卵管缺损）问题。

2. 体外受精胚胎移植的伦理问题　体外受精技术所导致的伦理问题有很多，其中大部分与人工授精重叠，如对家庭婚姻关系的挑战，对后代知情权的挑战和精子的商业化等，但其中最特殊最突出的伦理问题来自代孕。代孕母亲（surrogate mother）的概念和形式是体外受精技术应用和发展的产物，一种通俗说法叫"借腹生子"，它是将一对夫妇的精子与卵子在体外受精，之后人工培育形成胚胎，再植入第三方有正常子宫的代孕母亲子宫内，由这位代孕母亲代替这对夫妇生下孩子。代孕在我国不被允许，我国《人类辅助生殖技术管理办法》（2001）明确规定：医疗机构和医务人员不得实施任何形式的代孕技术。

自从代孕出现以来，它在伦理道德方面的冲击和争论就没有停歇，其引发的伦理问题主要有以下几个方面。

1）监护权存在争议：代孕母亲在代孕过程中出于人性本能可能会对腹中的胎儿产生母爱，这足以促使她与契约母亲争夺婴儿的监护权；但如果生下的胎儿在生理上存在缺陷，双方当事人又会出现互相推诿的情形。无论是监护权的争夺还是放弃，婴儿的利益都得不到切实的保护，这对无辜的新生命来说极不公平。因此各国司法裁决均倾向于从保护婴儿的利益出发来确定监护权的归属。

2）代孕母亲出于对金钱的追求将自己的身体作为机器出租，这不仅是对自身人格尊严的践踏，更是对人类种族神圣延续过程的践踏，亦是对伟大母爱的嘲讽。

3）早在古罗马法中就规定人不得成为商品，这一理论在文明与野蛮冲突的不断演化中逐渐为世人所认同。借腹生子中当事人之间的交易无异于将婴儿当作商品进行买卖，这是文明的倒退，必将受道德伦理的谴责。

4）代孕或会造成亲属关系的混乱：如母亲替女儿代孕，姐姐替妹妹代孕，婴儿家庭地位的不确定性容易造成孩子归属纠纷，出现遗传母亲、孕育母亲、养育母亲等角色，导致婴儿和家庭成员之间的关系难以确定，严重扰乱家庭中的伦理关系。

5）如果将代孕商品化可能会被滥用：如用代孕生出的婴儿来更换残疾人身体上的某一器官，对一个权利主体的关爱导致对另一个权利主体的残酷，这何其荒唐。此外，代孕还可能造成未婚单亲家庭，即单身男士或女士通过代孕成为未婚父亲或母亲。

三、克隆技术及其伦理问题

1. 克隆技术的概念　克隆（clone 或 cloning）技术是指生物体通过体细胞进行无性生殖，产生基因型完全相同的后代个体。其特征：一是子代遗传物质理论上与母体完全相同，即具有相同的基因型；二是经克隆可产生大量具有相同基因的个体，即可形成个体群。克隆技术的产生源于对生物遗传物质的研究和利用，它经历了植物克隆、微生物克隆、生物大分子克隆和动物克隆 4 个循序渐进的阶段。长期以来，人们普遍认为低等动物在自然界以无性生殖的方式繁殖后代，而高等动物尤其是哺乳动物，由于细胞高度分化，遗传信息繁多而复杂，因此在自然界中严格按照有性生殖的方式繁殖后代。直到 1996 年英国科学家将绵羊的乳腺细胞核与去核的成熟卵细胞融合，之后分裂、分化形成胚胎细胞，再将胚胎细胞转移到另一只母绵羊的子宫内，最终发育形成绵羊多莉，实现了哺乳动物以无性生殖的方式产生新个体，从而开创了克隆技术新篇章。同时，克隆技术也掀起了伦理风波。

2. 克隆技术的伦理问题

（1）违背人道主义伦理原则　多莉的成功率是 1∶434，如果将克隆技术应用于人体，成功率可能会更低，会产生许多畸形、具有严重缺陷的克隆人，这将对克隆人本人造成身心伤害，从伦理角度讲，这是极不道德的。此外，据报道，克隆羊多莉由于基因缺陷而导致细胞出现早衰，寿命比正常繁殖的绵羊要短得多。此技术如应用于人类，必然会带来同样的人类寿命缩短问题，这与人类追求健康长寿的目标背道而驰。

（2）改变传统婚姻家庭体系　克隆人的生育模式与传统生育模式完全不同，它完全颠覆了人类自然生殖的生育模式，从有性生殖退化到无性生殖，改变了人类基本的伦理关系，必然引起伦理观念的改变。尽管在某些情况下，如对于遗传性疾病、先天性疾病等患者采用人工授精、体外受精胚胎移植等辅助手段作为补充生殖方式，但从根本上说，依然没有脱离精卵结合进行生育的规律，还可被大众所接受。而克隆技术使无性生殖从理论成为现实，使婚姻与生育的关系不再密不可分，使原本完整的家庭组成可以只有单亲及其子女，传统的家庭模式将受到冲击，传统意义上父亲母亲的概念将被重新定义，一切建立在自然生育基础之上的传统价值观、道德观及法律等都将发生重大变化。

（3）造成人际关系伦理混乱　提供克隆细胞的人与克隆人之间是什么关系？几个共同母体细胞所克隆的人之间是什么关系？孕育者与克隆人是什么关系？这一系列家庭人伦关系难以厘清。

第 2 节　人工生殖技术的伦理冲突

 案例 8-2

22 岁的琳琳（化名）看到了一则中介广告后去卖卵。先是进行一系列检查，然后打了 12 天的促排卵针，等到卵泡成熟后通过手术取出 20 颗卵子，获得 3.5 万元报酬。取卵 5 天后，琳琳出现持续性下腹胀痛、无法平躺、入睡困难、进食困难等症状，还有十分明显的胸闷症状，非常痛苦。她再次联系中介，但对方拒绝承担责任，还威胁琳琳不要继续纠缠。

琳琳到省妇幼保健院就诊，B超提示腹腔内大量积液，胸腔少量积液，卵巢增大超过3倍，考虑是卵巢过度刺激综合征，建议住院治疗。在先后2次腹腔穿刺抽出腹水后，琳琳的卵巢依然没有恢复正常。10天后琳琳出院，医疗费用超过3万元。出院时，琳琳说，卖卵是她做的最后悔的一件事。

问题：1. 你如何看待"卖卵"行为？

2. 在卵子所育后代无人抚养的情形下，"卖卵"的女性应不应该履行抚养义务？

人工生殖技术的应用发展，为广大不孕不育夫妇带来了希望，为优生学研究提供了支持，为计划生育的实施增加了保险，受到医学界和全社会的关注和重视。但是，由于人工生殖技术脱离了人体、改变了传统自然生殖方式，这给社会、给家庭都带来了复杂的伦理冲突，也引起人们的伦理争论。

一、生育与婚姻的冲突

一些观点认为，人工生殖技术切断了婚姻与生育的联系，当"性"和生育被分割，不通过夫妻之间性生活而通过人工授精生子，婚姻生活将失去传统生命延续的意义，有些人甚至称人工授精是降低人格的受孕配种，认为异源人工授精把第三方（男性）介入到夫妻最神圣的生活领域，与道德沦丧行为无异。

也有观点认为，人工生殖技术为不孕不育夫妇带来了福音，它使想要孩子又不能自然生殖的家庭实现生育子女的愿望，这正是增进家庭及夫妻幸福的良好手段。而完全知情同意的异源人工授精也是人们自愿接受的合理合法行为，而且在实际应用中，供精技术的实施过程实行互盲原则，受体并不与供精者接触，故而利用先进的技术帮助不能生育的夫妻消除烦恼，根本谈不上道德沦丧，反而是非常人道的。

二、传统家庭模式与单亲家庭模式的冲突

人工生殖技术使传统家庭模式解体。在形式上，出现了一种只有父亲（或母亲）和儿女的单亲家庭，同时由于代孕的出现使第三者甚至第四者的遗传基因进入家庭，又出现了无血亲家庭；在功能上，生儿育女、传宗接代这一最稳定、最原始的家庭生育功能部分将由社会取代；在关系上，以前的家庭按血缘关系可以厘清宗谱，而人工授精的孩子可以同时拥有生物学父母亲和社会学父母亲，至于体外受精则更复杂，由于体外受精的卵源和精源都可能是异源，加上代孕母亲的介入，会造成孩子有供卵者、代孕者、养育者三位母亲和供精者、养育者两位父亲的结果，谁在道德和法律上对孩子负有权利和义务？这不仅是向道德，也是向法律、向传统意义家庭模式提出的挑战。

三、血缘亲子关系与社会亲子关系的冲突

人工生殖技术的应用，使父母与子女间的生物联系发生分离。经夫妇双方自愿同意，使用丈夫精子进行人工授精或体外受精，就其血缘关系来说，是毫无疑问的亲子关系。但是，人工生殖技术的应用，把精子或卵子的来源扩大到夫妇以外的第三者，或是利用第三者的子宫受孕、妊娠，进而衍生出来可以储存精子、卵子的精子库、卵子库，最终使得经异源人工授精出生的孩子与供者有血缘关系，却与受者丈夫没有血缘关系，甚至试管婴儿同其社会学父母都没有血缘关系。那么谁是孩子真正的父母？孩子将来对谁有继承权和抚养义务？这必然导致亲子关系产生冲突，使传统婚姻家庭的伦理、亲子观念受到强烈的冲击。

对于这一问题，我国最高人民法院审判委员会于2020年12月通过的《最高人民法院关于适用〈中华人民共和国民法典〉婚姻家庭编的解释（一）》规定，婚姻关系存续期间，夫妻双方一致同意进行人工授精，所生子女应视为婚生子女，父母子女间的权利义务关系适用民法典的有关规定。我国卫生部2003年公布的《卫生部关于修订人类辅助生殖技术与人类精子库相关技术规范、基本标准和伦理原则》规定："医务人员有义务告知供精者，对其供精出生的后代无任何的权利和义务。"

供精方不可以随便和受精方见面，不能对供精后续知情，不能接触探视、更不允许来往甚至监护。所以供精方对接受人工授精而生的孩子，是没有抚养权的。孩子将来对于供精方的遗产也不会拥有继承权。对于供精记录和受精记录采取统一保密等集合管理的方式；人工生殖技术的子女在婚姻登记前，应查询相关档案，证实与婚姻缔结方无血缘关系。

四、自然生殖后代结婚与同父异母受精后代通婚的冲突

随着人工生殖技术的推广，可能会出现同父异母的异源人工授精后代相恋、通婚，酿成血亲通婚的恶果。因为施行人工授精要坚持"恪守秘密"的原则，异源人工授精孩子不知自己的血缘父亲（供精者）是谁，甚至不知自己是采用异源人工授精方式所生。所以异源人工授精所生子代中，有可能出现同父（供精者）异母的兄弟姐妹甚至父女婚配的可能。这种现象出现的概率有多大？会不会导致人口遗传素质的下降？对此问题，国外学者认为，异源人工授精子代血缘婚配可能造成的危险要比任何群体中近亲婚配造成的危险小。但必须指出，在实施这一技术时，有的地区出现滥用人工授精技术的现象，让同一供精者给同一社区多人提供精液，这必然会导致人口遗传素质的下降，应予制止。为此，我国卫生部 2001 年 2 月发布的《人类精子库管理办法》明确规定："供精者只能在一个人类精子库中供精；一个供精者的精子最多只能提供给 5 名妇女受孕。"当然，这 5 名妇女要尽量拉大地区差，避免发生血缘结婚生育的情况；对人工授精的后代应作永久性标记，利于综合管理、防止发生血缘结婚生育，保证现代人工生殖技术的健康发展。

五、代孕母亲的出现与其非法性的冲突

代孕是应一些个性化的服务需求和背后的利益驱使应运而生的，它以谋取一定报酬为目的，实即出租子宫，这是一种道德堕落，而非以助力人类健康发展为医疗目的。第一，这是对妇女基本权益的损害。把子宫商品化，把妇女当作生孩子的工具，是人类文明的倒退。第二，雇佣代孕母亲可能导致种种民事纠纷案件。譬如，在试管婴儿出生前，"雇主"夫妇离异，或者试管婴儿出生后发现严重生理缺陷，最终可能导致婴儿无人愿意承担抚养义务的局面；代孕母亲违反约定堕胎或代孕母亲所生子女长大后追寻生母；代孕母亲在分娩后不愿放弃孩子，或要求增加酬金等。代孕母亲的出现，有可能导致人伦关系的混乱，这些都将给家庭和社会增加不安定因素。从伦理学的角度讲，这种无益于社会的行为是不道德的。从法律角度讲，代孕行为在我国是非法的。2001 年卫生部发布的《人类辅助生殖技术管理办法》明确规定"医疗机构和医务人员不得实施任何形式的代孕技术"。实施代孕技术的，不但会被行政处罚，构成犯罪的，还会依法追究刑事责任。

六、精子库功与过的冲突

人类精子库的建立，是人类进化史上的创举，它对于解决不育症、优化人口素质、提供生殖保险和促进医学发展十分必要。但随着精子库的发展和普及，也带来一些伦理争议和冲突，比如精子商品化。如果精子商品化，那么价格如何确定？是否会出现精子市场的"假冒伪劣"行为？一旦出现，又如何处置？当精子可以出售，那么肾、心脏等其他器官是否也可成为商品？当然非商品化也不可能避免一切问题，但商品化无疑会使这些冲突更加尖锐。

人类精子库的建立有优点，但必须加强管理。为了人类的遗传质量，为了后代的身体健康，管理者应建立严格制度并跟进相应举措。我国卫生部 2001 年颁布《人类精子库管理办法》，目的是规范人类精子库管理，保证人类辅助生殖技术安全、有效应用和健康发展，保障人民健康。

七、克隆技术的伦理冲突

克隆技术的兴起与运用，特别是克隆羊多莉的诞生，表明应用克隆技术复制哺乳动物基因的最后技

术障碍已被突破，这也就意味着距离克隆人的诞生仅一步之遥。但如果进行克隆人实验，必将带来一系列伦理冲突。

1. 违背人道主义原则 克隆人成功率低，寿命短。多莉羊是在经历了一千多次失败后才培育出来的，而克隆人的胚胎培育成功率会更低，生命质量也无保障。在操纵胞核、胚胎的过程中，可能造成克隆人先天性生理缺陷和遗传缺陷，生下的婴儿可能身有残疾。如果人们在赋予克隆人生命时，又使他们承担种种危及生命的风险，那就是对人权的侵害，不符合人道主义原则。

2. 传统婚姻家庭体系被改变 人类传统的生育模式是夫妻双方通过性交、精卵结合、受精卵着床、妊娠、分娩完成的自然生殖方式。假如人类利用克隆技术生育，则打破了夫妻通过性生活繁衍后代的常规，必将导致人类基本伦理关系的改变。子女是夫妻爱情的结晶，而在克隆人这里，父母与子女之间的骨肉之情是不存在的，这必然会使传统的婚姻家庭体系破裂，淡化亲子之爱，进而导致社会中人与人之间感情的淡漠。

3. 人伦关系混乱 如果人类允许克隆，很可能会造成人伦关系混乱。譬如：提供克隆细胞的人与克隆人本身是什么关系？几个共同母体细胞所克隆出来的人是什么关系？假如某男子将其体细胞核移植入女儿的去核卵中，并让受精卵在女儿子宫中孕育至分娩，那么父女和克隆人三者的人伦关系如何确定？推而广之，其人伦关系就更为荒唐。人类将失去确定亲子关系的标准，家庭人伦关系将变模糊、混乱甚至颠倒，人类现有代际关系的道德规范和法律规范将失去效力。

4. 复制杰出人物引起的冲突 为了让某些杰出人物能永远为人类造福，有观点设想用克隆技术复制他们，如果这种愿望实施的话，必将造成一系列社会伦理问题。复制人只是将原版人的基因型进行拷贝，在智力和能力上不可能是原版人的再现。那么社会将如何对待这批复制人？另外，既然能允许复制杰出人物，也就很难控制反社会分子复制危害社会公共安全的危险分子。假如复制出一批批带有暴力基因的暴徒怎么办？如果这样，克隆会成为恐怖分子犯罪的工具。

第3节 人工生殖技术伦理原则及护士伦理责任

一、人工生殖技术伦理原则

1. 有利原则 是实施人工生殖技术的根本原则，主要考虑以下几方面的因素：①医务人员应周全、综合考虑当事人的病理、生理、心理及社会因素，有义务告知其目前可供选择的治疗方法与手段、利弊及风险，在其完全知情的情况下，提出有医学依据的选择和有利于不孕不育者的最佳方案；②当事人对实施人工生殖技术过程中获得的配子、胚胎拥有处理方式的选择权利，技术服务机构必须对此有详细的记录，并获得夫、妇双方签字认可的书面知情同意；③严禁以多胎和商业化供卵为目的的促排卵行为；④当事人的配子和胚胎在未征得其知情同意的情况下，不得擅自处理，不得非法买卖。

2. 知情同意原则 包含两个方面：一是供精者知情同意。未来会有更多身体健康的供精者参与人工生殖技术，但必须保证供精者的知情和自愿，尤其要确认已婚供精者确已取得妻子的理解和同意，做出与人工生殖出生儿不存在法律上父子关系的承诺。坚决禁止用欺骗、强迫的方法获取精液。二是尊重受精者夫妇的意愿。例如人工授精尤其是异源人工授精必须在夫妻双方同意的情况下进行，医务人员应充分了解双方的感情和对采用人工授精的真实意愿、态度和信心，帮助他们充分了解异源人工授精的全部过程、各种利弊关系、权利和义务以及技术方面可能出现的问题等信息，使他们有客观、全面和正确的认知，最终共同决定是否实施人工生殖技术。如果决定实施，必须签署书面契约，最好进行法律公证，相关医疗技术档案和法律文书应永久保存。

3. 保护后代原则 人工生殖技术的目的之一就是优生优育，提高生殖质量和人口素质。人工生殖技术的过程除必须严格规范技术要求、增强工作人员的责任感和服务态度、确保手术安全等基本条件外，还必须严格遵守卫生部修订的《人类辅助生殖技术规范》《人类精子库基本标准和技术规范》《人类辅助生殖技术和人类精子库伦理原则》。供精时应做到：①工作人员对等候供精者进行详细询问和严格检查；②供精者发育正常，智力、体力条件较佳，没有遗传性疾病及遗传性疾病家族史；③供精者没有不良嗜好和行为；④所用精液必须是合格的精子库冷冻精液，精液中精子的质量和数量正常，冷冻精液须定期复查以防止艾滋病、肝炎等传染性和遗传性疾病，确保后代质量；⑤严禁私自采精。

4. 保密与互盲原则　供精者与实施医生、供精者与受精者、供精者与人工授精儿之间相互保持双盲，机构和医务人员有对使用人工生殖技术的所有参与者履行匿名和保密的义务。这对健康有序地开展人工授精、减少不必要的医疗纠葛、保护各方当事人的权利是至关重要的。实施人工授精的医院和医生必须在特定时间和范围内恪守秘密，不得向社会外界、家人好友尤其是人工授精后代透露授精相关事实。精子库医生或收集精子的医生要为供精者保守秘密，永不向任何人透露他们的姓名及捐精信息。

5. 社会公益原则　医务人员不得实施非医学需要的性别选择；不得将异种配子和胚胎用于人工生殖技术；不得实施生殖性克隆技术；不得进行各种违反伦理道德原则的配子和胚胎实验研究或临床工作。

6. 严防商业化原则　在英国、法国、瑞士等国和澳大利亚的部分州，要求提供精子和卵子需要遵守本人同意、匿名和无偿的原则；我国要求机构和医务人员严格掌握实施人工生殖技术的适应证，不能受经济利益驱使而滥用人工生殖技术；供精供卵只能是以捐赠助人为目的，禁止商业买卖。

7. 伦理监督原则　为确保上述原则得到保障，开展人工生殖技术的机构应设立生殖医学伦理委员会，并接受生殖医学伦理委员会的指导和监督，在实行辅助生殖技术中涉及的伦理问题，由该委员会讨论裁决；生殖医学伦理委员会应由伦理学、心理学、社会学、法学、生殖医学、护理学、行为医学专家和群众代表等组成；生殖医学伦理委员会应依据上述原则对人工生殖技术的全过程和有关研究进行监督，开展生殖医学伦理宣传教育，加强对实施辅助生殖技术人员的伦理学知识培训，并对实施中遇到的伦理问题进行审查、咨询、论证和建议。

二、人工生殖技术护士伦理责任

1. 注重心理护理　不孕不育夫妇在长期求医治疗过程中，存在不同程度的心理问题。护理人员在治疗过程中对他（她）们要给予科学的心理护理，要注意倾听、了解他们的感受，冷静、理性地分析和处理他们的问题，帮助他们建立安全感与信任感，从而主动配合医护人员的工作。治疗前，应做好指导工作，解释说明具体的实施步骤和注意事项，以减轻他们的紧张和焦虑。

2. 尊重患者选择　实施人工生殖技术应遵循生命伦理学的基本原则，尊重人的自主权、知情同意权和选择权，对不孕不育夫妇在诊断和治疗中要提供可选择的治疗方案，分析各中利弊，以使他们能够理性自主做出决定。护理人员还应遵守职业道德，尊重他们的个人隐私，严守秘密。如果采用供精者人工授精、赠卵等方式，要与他们共同预判将会引起的法律问题及伦理争议，妥善处理好家庭关系。

3. 防止技术滥用　人工生殖技术在应用过程中，护理人员应有法治观念，要认真学习国家颁布的相关法律规定，并坚决贯彻执行。要严格掌握辅助生殖技术的适应证，在最有利、最小伤害的前提下实施，同时发现违法行为要敢于制止。

4. 提升自身理论水平及素质　辅助生殖技术是一门新学科，需具备专业的理论知识体系。现代医疗技术发展很快，而护理教科书上涉及辅助生殖技术的内容较少而且容易更替，护理人员应该积极学习辅助生殖技术前沿知识与理论，提高自身理论水平及素质，更好地为人工生殖技术治疗的患者服务。

🎯 目标检测

一、单项选择题

A_1/A_2 型题

1. 以下哪一类可作为商品合法交易？（　　　）

A. 血液　　　　　B. 精子

C. 卵子　　　　　D. 头发

E. 肾脏

2. 以下哪一项行为属合法行为？（　　）

　　A. 克隆　　　　　　　B. 代孕

　　C. 人工授精　　　　　D. 卖卵

　　E. 卖血

3. 一个供精者的精子最多能为不同地区的多少名妇女受孕（　　）

　　A. 0 名　　　　　　　B. 1 名

　　C. 5 名　　　　　　　D. 无限制

　　E. 视情况而定

4. 辅助生殖过程不包括（　　）

　　A. 性交　　　　　　　B. 受精

　　C. 着床　　　　　　　D. 妊娠

　　E. 分娩

5. 人工授精应遵循互盲与保密的原则，不包含（　　）

　　A. 供精者与实施医生保持互盲

　　B. 供精者与受精者保持互盲

　　C. 供精者与人工授精儿保持互盲

　　D. 受精者与实施医生保持互盲

A₃/A₄ 型题

　　一对夫妇婚后 8 年不孕，经检查为男方精子数量不足，因求子心切，愿意尝试人工授精。护士将此信息告知了科室的其他护士，并告知了同病房的其他患者。

6. 保密的重要性不包括哪一项（　　）

　　A. 不引起医患矛盾

　　B. 不危害他人及社会

　　C. 不引起患者家庭纠纷

　　D. 不导致患者自残等结果

　　E. 不引起对患者的歧视

7. 关于该项生殖技术的伦理问题不包括（　　）

　　A. 夫妇双方自愿的原则

　　B. 供者知情同意的原则

　　C. 互盲和保密的原则

　　D. 严防商品化的原则

　　E. 严格控制实施范围的原则

二、简答题

1. 人工授精应遵循的伦理原则有哪些？

2. 人工生殖技术伦理原则有哪些？

三、案例分析题

　　2021 年 1 月，某明星疑似海外代孕欲弃养的传闻受到网友热议。一时间，代孕成了公众关注的话题。请结合案例及本章相关理论，谈谈你的看法。

（张璐璐）

第9章
护理伦理决策、评价、管理

第1节 护理伦理决策

 案例 9-1

患者李某，男性，19 周岁，在校大学生且为家中独子，患肝癌晚期，李某的主管护士能否向患者和患者家属如实告知患者病情？

问题： 1. 你会做出什么选择？你做出选择的依据是什么？

2. 在今后护理工作中，你会遇到哪些护理伦理决策难题？

一、护理伦理决策及其作用

随着社会文明的不断进步和护理实践的发展，在护理工作中，经常面临许多伦理困境，护理人员必须采取行动，为患者做有益的决定，避免有害的结果。当面对复杂的伦理问题及冲突时，由于在各种压力和不同矛盾的影响之下，不可能仅凭直觉或经验，就得到适当的解决之道，必须经过深思熟虑，经过系统的思考，才能做出负责任的决定。所以对于伦理问题的处理，并没有一定的答案，也没有绝对的对与错。身为护理人员，必须了解本身专业的规范、患者应有的权利和义务及熟悉有关的伦理理论及原则规范，才能在面对伦理问题时做出较理性公正的决定，能在解决问题的同时，又兼顾患者权益的最大化。

（一）护理伦理决策的含义及分类

1. 决策的含义　决策是决策科学的基本概念，可以从广义和狭义角度加以界定：广义的决策，是指任何一个包括提出问题、确立目标、设计和选择方案的过程；狭义的决策，是指从几种备选的行动方案中做出最终抉择，甚至被理解为是对不确定条件下发生的偶发事件所做的处理决定，这类事件既无先例，又没有可遵循的规律，做出选择要冒一定的风险，也就是说，只有冒一定风险的选择才是决策。

2. 伦理决策的含义　所谓伦理决策，是指根据一定文化背景下的道德标准，对决策方案进行伦理分析、判断和选择，从而提高决策伦理性的过程。在伦理上做出决定是一个复杂的过程，会受到个人价值观和信念的影响，同时也会受到社会文化、宗教信仰、法律法规、家庭教育、所处环境以及个人当时情绪等诸多因素影响。因此，对某一个具体伦理问题的处理没有一个标准而固定的答案，也没有绝对正确和错误之分。

3. 护理伦理决策的含义　护理伦理决策即在护理患者的过程中，当面对一个问题时犹豫不决、或不知采取什么行动时，做出伦理上的决策，也就是从护理伦理的角度来思考问题以做出恰当的、符合护理伦理的决定。所以，护理人员必须要好好学习护理伦理理论、原则和规范，尊重患者应有的权利，才能在面对护理伦理决策时做出理性公正的决定。

4. 护理伦理决策的分类　在临床护理工作中，根据不同情况，护理伦理决策有个人决策和团队决策两种。个人决策是指由个人做出的决定；团队决策是指由一个团体如一个伦理委员会通过商讨之后做出的决定。在临床实践中，如果情况简单或情况紧急，几乎没有商量的余地，这类情况一般由个人做出决定，采取个人决策的方式；如果情况复杂，或者影响面较广泛较深远，涉及到方方面面的利益，这类情况就需要集思广益，需要各方面专家进行商讨，由团队做出决定，采取团队决策的方式。

（二）护理伦理决策的作用

1. 护理伦理决策是临床护理决策的重要组成部分　临床护理决策十分复杂，涉及诸多方面。技术决策和护理伦理决策是不可分割的两个方面，技术决策同时也是护理伦理决策，因为护理伦理行为本身具有利害之效用性，而临床护理技术行为必然是对患者产生有利或有害效用的行为，所以，技术决策一定也是护理伦理决策。护理人员临床护理决策，需要建立在道德思考的基础上，涉及患者及其家属的价值观，同时受社会文化及宗教信仰、法律规范、行为情境等影响。

2. 重视护理伦理决策是新医学模式的必然要求　医学发展和社会进步要求人们转变观察、分析和处理有关健康和疾病的观点和方法，即从过去的生物医学模式转变为现代的生物-心理-社会医学模式。新的医学模式要求护理人员要达到临床护理目标，不仅要从疾病、诊疗和技术着手，而且要认识人、理解人和帮助人。患者罹患疾病前往医院就医，从表面上看，他需要的仅仅是医师、护理人员等医务人员提供良好的诊疗护理技术服务，但实际上患者是一个完整的个体，不仅有着对健康的渴望，更有着作为患者所特有的生理、心理以及诊疗护理上的需求，由此决定他还需要医师、护理人员等医务人员提供人文关怀，需要护理人员关注和维护他的生命价值、医疗权利、健康利益和人格尊严。这就要求护理人员在临床护理决策时，必须考虑上述人文因素，重视护理伦理决策。

3. 重视护理伦理决策有利于建立和谐护患关系　建立和谐的护患关系是当代临床护理实践的重要使命，对于当前和谐社会的构建具有重要意义。当前护患关系紧张、医疗纠纷频发，认真探究的话可以从医院层面、医护人员层面、患者层面、社会层面多方面寻找原因。但构建和谐护患关系，医疗机构和医护人员是主导，这就要求护理人员在临床护理决策时，必须注重护理伦理决策。

首先，护理人员尊重患者、理解患者，是构建和谐护患关系的关键。护理人员应该充分尊重患者的知情权、选择权和同意权，正确进行护理伦理决策，建立良好的护患关系，才能使患者积极支持、配合护理人员的工作。

其次，护理人员善待患者，加强沟通，是构建和谐护患关系的基础。我国近年来的护患纠纷原因中，护患沟通不畅引起的投诉和纠纷占据较大比例。护理人员应该设身处地地为患者着想，为患者提供温馨、细心、爱心和耐心的护理服务，赢得患者们的尊重和认同。

二、护理伦理决策模式和程序

在临床护理实践中护理人员经常会遇到一些伦理难题，在做决策时，除了要具备一定的护理伦理基本知识外，还要考虑个人的价值观，国家法律法规、护理基本规范及医院具体的规章制度，同时还要经过理性思考，才能做出合理的判断和决定，只有这样才能保证护患双方利益的最大化。而做出护理伦理决策，需要遵循一定的程序和方法，下面简单介绍护理伦理决策的程序，帮助护理人员在面对伦理难题时，能够全面评估，并做出最佳的护理决策。

（一）护理伦理决策模式

确立护理伦理决策模式，对于护理伦理决策是非常有利的，它可以使护理伦理决策纳入一定的框架，使护士的伦理决策有章可循，从容自如。为此，许多学者提出了他们的护理伦理决策模式，如阿洛斯卡伦理决策模式、柯廷伦理决策模式、德沃尔夫伦理决策模式、海因斯伦理决策模式、汤普森伦理决策模式等，这些护理伦理决策模式各有自己的优缺点，在护理伦理决策时我们可以参考。

（二）护理伦理决策的程序

根据我国护理工作实际情况，在参考各种护理伦理决策模式的基础上，在进行伦理决策时，决策程序一般都应包括以下几个步骤。

1. 收集评估资料取得与该情境有关的事实资料　收集评估资料是整个决策过程的基础。在护理实践中，当遇到伦理难题时，要不断地收集资料并进行评估，在收集资料时应该思考三方面的问题。

（1）事件基本情况的评估　思考这一事件是否属于伦理事件，引起伦理问题的因素有哪些，引起伦理争议的具体环节是什么，这些环节是如何引起伦理争议的。

（2）健康小组的评估　思考哪些人受到了这个事件的影响。

（3）组织的评估　机构组织（医院）的性质、任务是什么，机构的价值观、政策以及行政程序是怎样的。

2. 确立伦理问题　即对所收集的资料进行分析，经过审慎、理性的判断以确立伦理问题的过程。在确立问题时，要区分哪些是伦理上的问题，哪些是非伦理上的问题。伦理问题的确立是制订行动计划的前提。

3. 制订计划　是依据所确立的伦理问题制订行动方案的过程，它是实施行动方案的指南。制订一份完整、合理的计划，需要从多方面和多角度去考虑一些问题，如个人的价值观、法律法规、照护患者的基本伦理原则等。

4. 列出各种可行方案　分析各种方案的优缺点，以及可能导致的结果。

5. 确定伦理决策依据　考虑各项基本伦理原则和伦理规范，并以此作为伦理决策的依据。

6. 做出伦理决策　根据个人判断或伦理委员会审议的结果做出伦理决策。

7. 采取行动　依据所做的伦理决策采取行动。

8. 对护理伦理决策行动具体结果进行评价　主要评价伦理决策行动是否符合决策计划，所选的行动方案及所采取的具体行动是否符合道德的要求，所选的行动方案是否能达到既定的目标等。

第 2 节　护理伦理评价

 案例 9-2

脱亚莉，庆阳市人民医院重症医学科副主任护师。2020 年新冠肺炎疫情发生后，她主动请缨，被分派到武汉市中心医院的隔离病区，积极投身于新冠肺炎患者的救治之中。她说："我们不仅要让患者远离病毒感染，更要让他们感受到真情。"她时刻为患者着想，细心观察了解每一位患者，及时进行个性化护理。工作中，她总是把危险、重担、困难留给自己，把安全留给别人；除了援助工作，她及时了解队员的心理健康和生活状况，为队员做好防护培训、心理疏导等工作，每天上报队员的身心情况。她始终秉承"救死扶伤，甘于奉献"的职业操守，积极投身于抗疫工作中，受到了隔离病区护士长、同事，以及患者的认可和赞扬。

问题：1. 对脱亚莉同志的事迹应给予怎样的伦理评价？
　　　　2. 如何通过护理伦理评价来提高护理人员医学道德素养？

护理伦理评价是护理伦理活动的重要组成部分，是护理伦理实践的重要内容。加强对护理人员护理伦理的自我评价和社会评价，既能提高护理伦理原则、规范和范畴的贯彻和落实，又能提高护理人员的医疗服务水平，对促进医疗卫生事业的发展意义重大。评价是护理伦理考核的前提，护理伦理考核是护理伦理评价的结果，二者对增强护士的伦理观念，加强医院的精神文明建设有着重要的作用。

一、护理伦理评价及其作用

（一）护理伦理评价

护理伦理评价是指在护理实践中，普通民众、护理管理人员及一线医护人员依据护理伦理原则、标准和规范，对护理人员或医疗单位的行为活动及各种医德现象作出的道德价值判断。护理伦理评价是医学伦理评价的重要内容，是护理伦理学必须研究和讨论的重要命题。它包括社会评价和护士的自我评价。

社会评价包括患者和其他医务人员对护理人员或护理医疗单位的职业行为作出的道德价值判断。

自我评价是指护理人员对自己的职业行为所作的自我道德价值判断。自我评价一般依赖于护理人员的道德良知和职业操守。

（二）护理伦理评价的作用

1. 裁决作用　道德的评价标准是善与恶。护理行为是否道德，即护理行为是善是恶，应由护理伦理作出评价。凡是有利于患者、人类和社会的护理行为即是善，反之，则是恶。

2. 教育作用　护理伦理评价能起到明确是非、评判善恶以及抑恶扬善的作用。因此，护理人员可以从正面事例中得到激励，从反面事例中受到教育。护理伦理评价的这种深刻教育，有助于护理人员克服自身道德缺陷，弃恶扬善，从而形成个人优秀的护理道德品质，并有助于促进医院整体优良护理道德风尚的形成。

3. 调节作用　护理伦理评价作为护理伦理原则、规范转化为护理道德行为的重要杠杆，对护理人员的职业行为起着重要的调节作用。通过对护理行为的肯定与否定，达到为护理人员提供善恶标准，对护理人员的职业行为进行引导、激励、约束和控制的作用。

4. 促进作用　医学发展进程中，新技术不断得到广泛应用。但新技术、新手段可能会与传统的伦理道德产生矛盾，从而带来医学伦理方面的新课题，如安乐死、克隆技术等。相关技术应用过程中作出的正确的护理伦理评价，对护理科学乃至医学事业的发展都起着重要的促进作用。

二、护理伦理评价的标准

护理伦理评价的标准是指衡量护理人员护理行为的善恶及其社会效果优劣的尺度和依据。在护理实践中，对护理人员进行护理伦理评价的具体标准很多，但基本标准主要有以下三个方面。

（一）是否有利于患者症状的缓解和疾病的康复

这是护理伦理评价的疗效标准，是衡量护理人员护理行为善恶最根本的标准。护理工作的主要任务是维护人的生命，增进人类健康，如果护理人员明知某些护理措施对患者症状的缓解和疾病的康复不利，但仍用于患者，无论其主客观原因如何，都是不道德的。

（二）是否有利于人类生命延长以及保护和改善人类生存环境

这是护理伦理评价的社会标准。护理人员在救治患者的同时，还担负着对社会健康人群的预防和保健的重任，某些护理措施对患者有利，但会影响社会人群的健康，如医疗废弃物的处理。如果只考虑医院自身及患者的卫生安全，就有可能妨害社会环境安全，危及人民群众的健康利益，这也是不道德的。因此，护理行为要考虑整个社会利益的发展和需要，重视群体卫生保健，维护人类的生命健康。

（三）是否有利于护理科学的发展和社会的进步

这是护理伦理评价的科学标准。随着高科技在护理实践中的广泛应用，护理水平不断提高、护理功能不断扩大、护理科研不断发展、护理成效日益显著，护理人员应在尊重人的身体健康的前提下树立科研意识、积极进行科学研究、促进护理科学的发展和社会的进步。

以上三条护理伦理评价标准的中心和实质都是围绕广大护理服务对象的健康利益展开的，三者是辩证统一的。但由于护理工作涉及广泛、内容复杂，在对护理行为进行伦理评价时，还要从具体情况出发，全面分析，切忌片面性。要全面分析护理行为，全面考虑护理伦理评价的标准，既要看服务态度，又要看护理技术，同时还要看其所具备的主客观条件，达到局部健康利益和整体健康利益、眼前健康利益和长远健康利益的统一。

三、护理伦理评价的依据

由于护理工作的复杂性，在护理实践中，对护理伦理进行评价时，应该将评价对象的动机与效果、目的与手段综合考虑。

（一）动机与效果

动机是激发和维持有机体的行动，并使行动导向某一目标的心理倾向或内部驱力。它是人们追求某种预期目的的自觉意识，是护理伦理评价的依据之一。效果是指行为主体的道德行为给社会或他人带来的实际后果，也指人在动机支配下的举动所引起的客观结果。

一般情况下，动机和效果是一致的，良好的动机产生好的效果，不良的动机产生不良的效果。在这种情况下，无论是根据动机还是根据效果，评价的结果都是一样的。但是，由于种种原因，动机和效果往往会出现不一致的情况，良好的动机有时可能会产生不良的效果。如在临床护理工作中，护理人员虽尽心尽力，对患者呵护备至，但由于患者病情复杂，医疗设备不全，或患者配合不佳，仍不能达到应有的理想效果，甚至出现不好的结果。相反，个别坏的动机偶然也会出现好的效果，如某护理人员为获取名利，少用药物或多用药物，却意外地对患者产生好的影响。由此在对护理人员进行护理评价时，要根据护理行为的动机和效果进行辩证分析，既不能单看行为动机，也不能单看行为效果，要把二者结合起来综合评价。

（二）目的与手段

目的是护理人员经过努力之后期望达到的目标；而手段是指为达到这一目标所采取的措施、方法和途径。目的和手段是相互制约、相互联系、相互渗透的。目的决定手段，手段服从于目的。没有目的的手段是不存在的，目的的实现又不能离开一定的手段。

在进行护理伦理行为评价时，应坚持目的与手段相统一，不仅要看是否有正确的目的，而且还要看是否选择了恰当的手段。依据目的与手段相统一的观点，在选择手段时，应坚持以下四个原则：有效性原则，护理人员所选用的手段应经过临床实践的检验，证明对患者是切实有效的；最佳性原则，选用的护理手段必须是效果最佳的（所谓护理效果最佳，是指该护理手段给患者带来的实际疗效是最好的，患者在其中所受的痛苦及手段的不良反应和损伤是最小的，而且在经济上的花费是最少的）；社会后果原则，在选用手段时必须考虑该手段对社会产生的影响，可能给社会造成严重不良影响的手段要慎用；一致性原则，选用的护理手段必须与病情的发展程度及医疗目的相一致。

四、护理伦理评价方式

（一）社会舆论

社会舆论是指人们对社会生活中的事件和人的行为所持的态度、发表的议论以及情感的褒贬。社会舆论的基本形式有两种：一种是人们根据传统习俗和生活经验自发地对周围的人或事物表达的议论及倾向性看法，它不一定有明确的目的和意图，只是在一定范围内形成和交流，但由于它和人们的日常生活密切相关，又具有直观性、可感性和较强的渗透性，常常会使人们感到人言可畏，从而对其他人的行为产生显著的评价和导向作用。另一种是国家机关、社会团体，通过各种媒体有组织、有领导、有目的地对社会生活的事件和人的行为进行评判，发表议论，肯定和赞扬一些行为，否定和谴责另一些行为。这种社会舆论的特点是权威性强、信息量大、传播迅速、具有广泛性和群众性。正因为社会舆论的这些特征，从而形成一种道德氛围，无形地影响人们的言行举止。社会舆论通过表扬肯定或谴责否定，形成一种巨大的精神力量，促使护理人员在护理实践中避恶就善，反省自己，约束自己的思想行为，去选择合乎护理伦理的行为。

（二）传统习俗

传统习俗是指人们在长期社会生活中形成的一种稳定的、习以为常的行为倾向、行为规范和生活方式。传统习俗有源远流长、根深蒂固的特点，它使民族情绪、社会心理交织在一起，对人们的行为有着强大的约束力。护理伦理方面的传统习俗，一方面能够增强护理人员的信念；另一方面又会形成一种社会舆论，对护理人员的行为进行善恶评判。如祖国传统医学道德中"赤诚济世"等美德就被纳入护理伦理规范的范畴，使其发挥更大的作用。而对于那些消极、落后的习俗，如"男尊女卑"的传统伦理思想，则要坚决抵制，不能让其成为新的护理伦理风尚的阻力。对待传统习俗在护理伦理中的作用，要具体分析，区别对待。护理人员应本着扬其精华、弃其糟粕的精神，促进新的、符合时代特点的护理伦理风俗习惯的形成。

（三）内心信念

内心信念是指人们根据一定的社会伦理原则、规范而形成的伦理信念，是人们发自内心的真挚信仰。护理人员的内心信念常表现为责任感、荣誉感和羞耻感。在护理实践中，当护理人员的行为符合护理伦理要求、竭尽全力护理患者时，就会对自己合乎护理伦理的行为产生强烈的荣誉感，从而获得精神上的欣慰和满足，激励自己继续努力；当自己的行为不符合护理伦理要求，在护理工作中出现了某些差错，给患者带来一定痛苦或损失时，即使未被他人察觉，不曾受到社会舆论的谴责，也会受到良心的责备，从而产生羞愧感和羞耻感，并告诫自己避免犯同样的错误。因此，对护理人员来说，由于其工作性质的特殊性，内心信念在伦理评价中起着自知、自尊、自戒和不断自我完善的重要作用，是护理人员进行自我调整的巨大精神力量。

综上所述，社会舆论、传统习俗和内心信念三种评价方式在护理伦理评价中发挥着特定的作用。传统习俗的产生和发展是通过社会舆论、内心信念发挥作用的，而社会舆论的形成和内心信念的养成，又受传统习俗的影响。可见，这三种评价方式是紧密联系、相互促进、相互渗透、相互补充的。只有综合运用各种方式，才能使护理伦理评价发挥更好的作用，才能在护理人员良好护理品德的形成中起到推动作用。

五、护理伦理考核

科学的管理是量化的管理，而护理伦理考核则是在护理伦理评价的基础上对护理行为善恶的程度作出定量的分析，从而使护理伦理评价由自发的、客观的形式转化为有组织有计划的活动，把笼统的软任务变成细致的硬指标，从评价的无形到考核的有形，使护理伦理评价达到科学化、系统化、规范化和制度化，并与医院的各种奖惩措施挂钩，有利于护士道德水平的提高和护理事业的发展。

（一）护理伦理考核的含义和作用

1. 护理伦理考核的含义　考核是根据一定的标准或原则对组织或个人进行量化评价的方式。如上级部门对下级部门进行的年度目标考核；单位对工作人员进行的工作情况考核等。护理伦理考核是指医疗单位根据护理伦理原则、规范对护理人员的职业行为进行伦理道德方面的考察与鉴定。

2. 护理伦理考核的作用

1）有利于促进护理人员护理伦理水平的不断提高。护理伦理考核采取量化的指标体系对护理人员的具体职业行为进行剖析与计算，对职业行为的善或恶进行测量，从而鉴定护理人员护理伦理水平的高低。这种从无形的评价到有形的考核，以及通过量化的考核到定性的评价，可以促使护理人员认真履行职责，恪守护理伦理规范，以严谨的护理工作作风、良好的护理工作态度、强烈的护理责任感等来指导护理人员自己的职业行为，不断提高自身护理伦理水平。

2）有利于医疗单位改革的方向，符合《医务人员医德规范及实施办法》的有关要求。各级各类医疗单位都必须把医德医风建设作为目标管理的重要内容，作为衡量和评价医疗单位工作好坏的重要标准。医疗单位要建立医德医风考评制度，建立医德考核档案，并将考核结果作为聘用、加薪、晋职及评优的首要条件和主要依据，实行奖优罚劣。护理伦理考核对医疗单位的改革和护理人员管理具有重要的现实意义，有利于保证医疗单位改革的正确方向。

（二）护理伦理考核的标准

护理道德作为一个研究对象，同其他事物一样，既有质的规定性，也有量的规定性，是质与量的统一体。护理道德的质就是护理活动和护理行为的善与恶，护理道德的量就是善恶的程度。要对护理道德作出全面、客观而科学的评价，应制定正确的护理伦理考核标准。为便于使用，考核标准必须具备以下四个条件：可操作性、有可比性、综合性、有推动性。

护理伦理考核的客观标准，即护理伦理评价的标准，包括以下三个方面：是否有利于患者的康复和疾病的缓解与根除；是否有利于人类生存环境的保护与改善及其人群的健康与长寿；是否有利于护理科学的发展和社会的进步。

护理伦理量化考核指标应包括以下几个方面：根据《中华人民共和国护士管理办法》第四章执业中的有关要求和《医务人员医德规范及实施办法》规定的第七条医德规范制定护理道德量化考核具体标准；根据患者对护理工作的满意度，科学地设计患者意见反馈表，计算患者满意度是护理伦理考核量化的重要指标；根据各方面所进行的表扬或批评的次数、程度、级别、正负影响面等，制定出量化考核细则，纳入整体护理伦理考核指标。

（三）护理伦理考核的组织和方法

1. 护理伦理考核的组织　护理伦理考核是一个新生事物，也是护理管理的薄弱环节。目前，许多医院对护士的管理侧重于技术考核，在护德护风考核方面正处于摸索阶段。除了各级卫生行政管理部门要设立相应的考核机构外，医院一般应成立三级护理伦理考核组织。

（1）医院伦理考核委员会　负责医院全体护士的伦理道德考核工作。委员会应由书记或院长牵头，党政工团、护理部及有关职能科室负责人和护理专家参加。护理考核委员会设主任委员、副主任委员和委员若干名，下设考核办公室，具体负责考核事宜，并向考核委员会汇报工作，医院将考核结果纳入护士的奖惩管理。

（2）科室考核小组　各临床、医技科室成立以科主任、护士长为首的护理伦理考核小组，在院考核委员会的领导下，搞好本科室的护理伦理考核工作。

（3）病区兼职考评员　病区、班组设兼职考评员，在科室考核小组的领导下负责记录和考核本病区、班组每个护士贯彻护理道德规范的详细情况，为护理伦理考核提供具体的第一手资料。

2. 护理伦理考核的方法　护理伦理考核要根据卫生部《医务人员医德规范及实施办法》的要求制定相应考核方法，护理伦理考核的方法可分定性考核和定量考核。护理人员通过自我评价、社会评价、科室考核和上级考核，通过自评和他评，全方位、多层次对护理伦理进行全面、真实和立体的考核，分别作出定性和定量评定。

3. 护理伦理考核的注意事项

1）应重点考核护理道德特别好与护理道德特别差的护理人员。

2）应注重平时考核和护理道德材料的收集与积累，坚持每季度或每月考核一次。

3）注重激励机制，感召全体护士积极向上。

4）注重动机与效果的关系，形成考核的良性循环，这样就可以形成对护理伦理齐抓共管的局面，必将推动我国护理事业的全面发展。

第3节　护理管理伦理

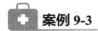 **案例 9-3**

2019 年 9 月 8 日下午，5 岁患儿朱某某因病毒性脑炎入住宜兴市人民医院，医院给予针对性治疗。其间，患儿病情加重，当班护士按医嘱为其输注甘露醇时误将甲硝唑静滴。当天下午，患儿转苏州儿童医院救治，最终诊断为急性坏死性脑病，当晚因抢救无效死亡。事件发生后，宜兴市卫健委立即立案调查。经初步调查，确认当班护士违反操作规范，误输甲硝唑。宜兴市人民医院已对 2 名当班护士作出辞退的决定。宜兴市卫健委等相关部门将依据最终调查结果，对相关人员依法依规作出处理。

问题：1. 本案例暴露出医院在护理管理中存在哪些伦理问题？

　　　2. 作为一名护理专业学生，今后我们可能走上护理管理岗位，本案例对我们有什么启示？

一、护理管理与护理伦理

护理管理是指导护理实践和护理教育的重要学科之一，是医院管理的重要组成部分。为了促进现代护理管理学科的发展，护理人员应该重视护理的管理，掌握护理管理的内容，探讨最佳的护理管理方法，有效地配置护理资源，同时还要掌握护理伦理的相关知识和伦理要求，以提高护理管理的质量和效率。

（一）护理管理的含义

护理管理是指为了提高人们的健康水平，系统地利用护士的潜在能力和有关的其他人员或设备、环境以及社会活动的过程。护理管理不仅涉及分管护理部的副院长、护理部主任、护士长的工作和责任，更包括了每位护士在为患者提供护理过程中进行计划、组织、指导、解决问题、工作评价等内容。

护理管理分为技术管理和组织管理两个方面，其中以技术管理为重点。技术管理主要是建立健全各项护理技术管理制度和质量标准，保证实施的技术手段安全、可靠、准确、有效。组织管理包括建立健全医院指挥系统，确定各组护理管理人员的职权范围，制定各项护理管理制度等。

（二）护理伦理在护理管理中的作用

1. 自律作用　护理管理的有效进行和各项护理工作的正常运转离不开各项规章制度的正常运转。规章制度正常运行需要护理人员以良好的护理道德信念去遵守和维护。护理道德能增强护理人员遵守规章制度的意识，能促成护理人员在无人监督的情况下自觉遵守各项规章制度，还能使护理人员创造性地执行规章制度。

2. 保证作用　护理管理的目标包括提高护理质量，保证患者的安全和利益，保障和促进社会人群的健康，发展护理教育和护理学科等。护理管理目标的实现取决于护理技术、护理设备和护理道德。护理人员良好的工作作风和态度是提高护理质量，保证患者安全与利益必不可少的内在因素。因此，护理道德是实现护理管理目标的可靠保证。

3. 调节作用　护理道德在护理管理系统中协调各种护理关系。良好的护理道德是协调护患关系的基础，良好的护理道德是协调护理人员与其他医务人员关系的前提，良好的护理道德也是塑造护理人员良好社会形象的必要条件。

二、护理管理伦理要求

（一）思想政治素质要求

护理管理者必须拥护党的领导，自觉地执行党的路线、方针、政策，自觉地遵守国家法律，树立科学的世界观和人生观，用唯物辩证法观察、分析和解决问题，保持政治上的敏感性、原则性和坚定性，有胆识、有魄力、有实事求是的精神。政治素质是护理管理者应具备的基本素质。

（二）道德素质要求

护理管理者必须具有良好的道德修养、品行情操、工作作风等。具体表现为：能全心全意为患者服务，对患者满腔热情；有强烈的事业心和责任感，对工作认真负责、一丝不苟、任劳任怨，工作中敢挑重担，勇于进取；为人处世襟怀坦荡、言行一致、诚实正直、公正无私、以身作则、乐于奉献、团结同志、作风正派。道德素质是决定护理管理者影响力的最重要因素。

（三）科学文化素质要求

护理管理者不但要掌握与护理专业相关的医学基础知识和护理专业知识，还要具备与管理工作有关的心理学、人文科学和行为科学等知识，懂得领导方法，掌握现代信息技术手段。护理领导者只有对有关专业知识达到一定程度的了解、掌握，才能维持与下属的有效沟通，避免盲目指挥。只有广泛学习相关学科知识，才能不断提高自身素质，更好地发挥领导的影响力。

（四）身体素质要求

身体素质是指护理管理者的自然素质。护理管理者要承担繁重的管理任务，身体力行干一番事业，就必须要有健康的身体和旺盛的精力作保证，否则难以肩负领导的重任。

（五）心理素质要求

护理管理者面临的管理对象和管理环境是复杂多变的，常常面对来自各方面的压力。这就要求护理管理者应具有良好的心理素质，既要经受住名誉、地位、利益等各种诱惑的考验，也要经受住各种困难、挫折、失败的考验。在护理管理者必须具备的各项素质中，身心素质是管理者从事管理的基础，科学文化素质是管理者必备的手段，政治素质和道德素质是管理者的根本素质。

目标检测

一、单项选择题

A₁/A₂型题

1. 护理管理分为技术管理和（　　　）管理两个方面。
   A. 行政　　　　　　　　　　B. 组织
   C. 道德　　　　　　　　　　D. 医疗
   E. 临床

2. 内心信念在护理道德评价中是通过职业良心来发挥作用的，它所具有的特性之一是（　　　）。
   A. 稳定性　　　　　　　　　B. 创造性
   C. 随意性　　　　　　　　　D. 传统性
   E. 通俗性

3. 在道德评价中最普通最重要的方式是（　　　）
   A. 传统习俗　　　　　　　　B. 社会舆论
   C. 宣传教育　　　　　　　　D. 内心信念
   E. 法制约束

4. 在护理道德评价中依据目的选择手段应遵循的原则，除了（　　　）
   A. 一致性原则　　　　　　　B. 最佳原则

   C. 纯经济原则　　　　　　　D. 社会原则
   E. 对社会整体利益负责原则

5. 内心信念在护理评价中有如下特点，除了（　　　）
   A. 群体性　　　　　　　　　B. 稳定性
   C. 深刻性　　　　　　　　　D. 约束性
   E. 监督性

二、简答题

1. 护理伦理决策的步骤是什么？

2. 作为一名护理管理者需要具备什么样的伦理素质？

三、案例分析题

2020年11月6日，安徽肥东某医院一名护士错将打胎药当成保胎药发给孕妇，尽管事后医院采取了相应的补救措施，但因为害怕孩子生下来存在畸形或其他问题，孕妇及其家属决定终止妊娠。给当事人及其家庭造成严重的身体和精神伤害。

问题：从护理管理伦理的角度进行分析。

（刘永仓）

第10章
护理伦理教育和修养

第1节　护理伦理教育

 案例 10-1

　　护士小王，刚从某医学院校护理专业毕业，在一所县级二甲医院儿科工作，由于秋天气候多变，住院患儿骤增，小王忙得脚不沾地。一天，小王在给患儿发药时，忙乱中发错了药，当她发现错误时，马上报告了护士长，由于发现及时，处置得当，没有造成不良后果。事后，小王主动承认错误，并保证今后加强学习，绝不发生类似差错。在后来的工作中，小王严格要求自己，在工作中认真执行三查八对一注意等护理管理制度，及时发现工作中的不足加以弥补和纠正，成为同一批上岗同事中的佼佼者。

　　问题： 1. 小王的行为是否符合护理伦理原则和规范？

　　　　　　2. 如何通过护理伦理教育，使护士掌握护理伦理规范要求？

　　护理职业道德的形成需要外在力量的督促，一个重要的方式是对护理人员开展针对性的职业道德教育活动。这种教育活动有助于将职业道德知识、规范等系统化地传授给护理人员，并且通过对其职业道德、情感、意志、信念和行为的影响，使他们最终形成良好的职业道德品质。

一、护理伦理教育的概念、特点及作用

（一）护理伦理教育的概念

　　护理伦理教育是按照护理伦理理论、原则和规范的要求，运用各种教育方式和方法，有组织、有目的、有计划、有步骤地对护理人员进行系统的伦理知识灌输，施加系统的伦理影响的活动。其内容主要包括世界观、人生观、价值观教育，护理伦理原则、规范、范畴教育，专业思想、敬业精神、服务意识以及卫生法律法规教育等。

　　护理伦理教育的基本任务是：通过教育，使护理人员较系统地掌握护理伦理理论知识，并将护理伦理理论、原则、规范和要求转化为内心信念，形成正确的道德观念和稳定的道德责任感及自我约束、自我激励和自我评价的能力，在护理工作中践行护理道德行为，履行护理道德义务。护理伦理教育是一个知行合一的教化过程。评价护理伦理教育效果的基本标准是教育是否对护理人员产生了积极的道德影响，或是否强化了其道德义务感，是否规范了护理人员的护理行为。

（二）护理伦理教育的特点

　　1. 职业性和综合性　护理道德作为调整护理人员与患者、与其他护理人员和医务人员、与社会关系的行为规范，有特殊的内涵要求，体现了护理职业的特点。因此，护理伦理教育的内容和方式都必须体现其职业特性，并与护理工作紧密相连。要在护理伦理教育工作中取得成效，护理人员需要将理论运用于护理实践中，并积极地解决具体的护理伦理和社会问题，才能取得良好的教育效果。此外，护理伦理教育还深受社会的影响和制约，它必须与护理人员日常的思想政治教育、法律教育相结合，与国家卫

生体制改革、医院管理、规章制度建设等活动相结合，形成一套系统完整的综合教育，才能取得良好的教育效果。

2. 理论性与实践性　在护理伦理教育中，既要强调护理伦理学的基本理论知识教育，又要强调把知识付诸实践，理论与实践相结合，知与行相统一。一方面，没有理论指导的实践是盲目的实践，只有用护理伦理学的基本知识、基本理论武装护理人员才能达到护理行为规范化。另一方面，护理伦理教育要引导护理人员联系实际，尤其是在当前生理-心理-社会医学模式的新形势下，要紧密联系护理学发展所提出的护理道德问题。离开实践的护理伦理理论是空洞乏力的理论，只有理论和实际相结合，才能达到更好的教育效果。

3. 同时性和层次性　同时性即通过护理伦理教育，使护理人员的"知""情""意""念""行"几个要素同时并进，共同提高。如在进行服务态度、服务思想、护理伦理规范教育的同时，还要进行抵制行业不正之风、遵守法律等教育。层次性是指对不同层次的护理人员在教育方法上要采用多种形式，提出不同要求，因时、因地、因人制宜，如对那些初入职场的护理人员，应教育引导他们向模范护理人员学习；对那些虽具有初浅护理道德认识，但在实践中不能一以贯之的护理人员，应以培养和锻炼他们的意志和信念为重。

4. 长期性和渐进性　培养良好的护理道德品质，养成良好的护理道德行为和习惯是一个长期的过程，必须进行长期、反复地引导、熏陶和教育，不可能一蹴而就。突击教育是不可能完成教育任务的，特别是处于当今复杂的、急剧变化和发展的社会环境中，护理人员的道德思想、意识行为极其复杂，要灌输先进的道德意识，养成正确的道德行为，需要长期、反复地与形形色色错误的、落后的意识和行为作斗争，更需要持之以恒、长期不懈地进行教育，对护理人员的伦理教育要终其一生。护理人员道德品质的提高非一朝一夕之功，护理伦理教育也不可能一步到位，必须遵循由浅入深、循序渐进、逐步完善的规律，本着千里之行始于足下的精神，积小善成大德，汇细流成江海，切不可操之过急。

5. 实践性和针对性　护理道德品质的形成，不仅是单纯的教育过程，更重要是一个反复实践的过程。教育者要引导护理人员在日常工作中践行护理伦理的义务，并以此来衡量护理伦理教育的效果。只有把护理伦理教育融于具体的护理实践中，解决具体的护理伦理和社会问题，才能取得良好的教育效果。护理伦理教育还要从各单位的实际情况出发，要有针对性。如针对深化卫生改革、医院管理规章制度的建设、改善服务质量、纠正行业不正之风、抵制商业贿赂等实际问题，开展护理伦理教育，做到有的放矢，把护理伦理理论转化为护理伦理实践。若护理伦理教育离开了实践，必然成为空洞的说教。

（三）护理伦理教育的作用

护理伦理教育是通过提升护理人员的职业道德意识、规范职业行为，最终使其养成良好的职业道德素质的过程。这一过程对于培养合格的护理人员具有重要作用，可以概括为以下几个方面。

1. 有利于优秀护理人才的培养　德才兼备是衡量人才的重要标准，良好的品德可以促进一个人的才智极致发挥是确定无疑的。对于护理职业而言，德才兼备显得尤为重要。如果没有正确的道德观念和良好的品德，护理人员所掌握的医学技能有可能成为行恶的工具。反之，良好的护理道德则意味着一个人拥有责任心、刻苦、友善等良好品质，这是成为优秀护理人才的必要保证，所以，护理道德教育是培养优秀护理人才的一条必由之路。

2. 有利于护理人员职业道德的提升　职业道德的形成是多因素共同作用的结果，既依靠自我的修养，也与社会舆论、传统习俗的制约密切相关。但是，仅仅依靠这些手段是不够的，会使职业道德缺少系统性和明确性，因此需要专门性的职业道德教育。护理道德教育的意义正在于此，通过有组织、有计划的护理道德教育活动，使护理人员形成系统的道德认知，养成优良的职业道德行为，从而有助于护理人员职业道德水平的全面提升。

3. 有利于建立和谐的护患关系　护患关系是医疗中的重要人际关系，护患关系和谐与否与护理人员的道德素质有着密切的联系。如果护理人员不能遵守职业道德规范，缺乏职业精神，不尊重患者的人格和需求，甚至为了自己的私利而损害患者的利益，那么必然会导致护患关系的紧张；与之相反，良好的道德品质和道德行为会使得护理人员品行端正，待人和气，富有同情心并乐于奉献，从而有助于与患者之间建立起良好的人际关系，共同努力来抗击疾病、维护健康。而良好的道德品质和道德行为需要通过系统的护理伦理教育才能得以实现。

4. 有利于医疗卫生事业的发展　护理人员是医疗卫生战线的重要组成部分，对护理人员进行职业道德教育，使他们系统地掌握与现代护理技术和护理模式相适应的行为规范要求，指导和约束他们的职业行为，培养护理人员爱岗敬业、严谨客观的精神，其结果将有助于维护医院日常工作的良好运转，进一步促进医疗卫生事业的发展。

二、护理伦理教育的原则和方法

（一）护理伦理教育的原则

护理伦理教育的原则是指进行护理伦理教育的过程中应当遵守的基本方法和路径，是开展护理道德教育的行动指南，主要包括以下四项原则。

1. 全面整体原则　实施护理伦理教育，需要遵守全面整体原则。所谓全面整体原则，是指在进行护理伦理教育的过程中，要充分考虑到护理伦理的多层次性和多内涵性，要注意对护理人员实施全方位的职业道德训练和培养。具体而言，包括护理道德知识的掌握、护理道德情感的培养、护理道德意志的锤炼，护理道德信念的坚定、护理道德行为的规范，以及护理职业品德的养成等，在护理伦理教育中坚持全面、整体的原则，意味着不能只单纯注重其中一个方面而忽略其他方面，要认识到护理伦理教育是培养合格护理人员的重要教育内容，从而实现教育目标、教育内容和教育方法的完整和完善。

2. 积极引导原则　护理伦理教育是一种教育，需要采取外在的手段进行积极的引导，一方面要向护理人员灌输职业道德观念和行为规范，使他们认识到什么是正确的行为、什么是错误的行为，另一方面还需要采取激励和惩罚措施，通过外部力量使护理人员检视自己并趋向正确的道德价值。只有通过积极的引导手段，护理道德教育才能发挥应有的作用，才能使护理人员从内心深处信服职业道德的要求，才能获得确定的教育效果。

3. 循序渐进原则　护理道德具有层次性，既有不伤害式的底线道德，也有大公无私式的崇高道德。在进行伦理教育的过程中，一定要注意护理道德的形成是一个从低层次道德向高层次道德不断发展的过程。要教育护理人员在所有情况下都不能打破底线道德，同时也注意引导护理人员向着更高的道德层次努力。因此，在护理道德教育中应当遵守循序渐进原则。良好的道德行为和道德品质的形成不是朝夕可成之事，而是一个缓慢的循序渐进的过程。这要求我们在护理道德教育过程中不能急于求成，而是要持续不懈地努力。

4. 知行合一原则　道德既表现为内在的认知、情感、意志等，也表现为外在的行为。也就是说，道德是知与行的统一体。在进行护理职业道德教育的过程中，要认识到教育的目的不仅要使得护理人员获得正确的道德知识和道德观念，而且还要使他们践行正确的道德行为。因此，护理道德教育不能仅仅停留在观念的层面，还要深入到具体的实践工作中去。特别注意要与医院管理工作相结合，通过制度的力量来规范护理人员的道德行为，从而实现护理道德的知行合一。

（二）护理伦理教育的方法

护理伦理教育的方法应根据其教育的目的、任务、内容和受教育者的实际情况来确定，可采取灵活多样、生动活泼的教育形式。常见的教育方法有以下几种。

1. 言传身教法　言传，即用言语讲解、传授；身教，即以行动示范。言传身教，既用言语来教导，又用行动来示范。言传在护理伦理教育中指教育者通过语言向受教育的护理人员传授护理道德规范等护理伦理学知识。身教在护理伦理教育中指教育者结合临床来进行教育，一方面，在临床见习和实习阶段结合护理实践进行教育，另一方面，临床教师在护理道德上身体力行，以对学生起到良好的示范教育作用。在护理教育中，应坚持护理伦理学理论和临床实践教学相结合的教学方法。

2. 榜样示范法　是教育者以他人的高尚思想、模范行为和卓越成就影响学生，促使其形成优良品德的方法。这种方法的特点是把抽象的道德规范和高深的政治思想原理具体化、人格化，以生动具体的典型形象影响学生心理，使教育有很强的吸引力、说服力和感染力。榜样是无声的语言，而这种无声的语言往往比有声的语言更有力量。在护理伦理教育中教育者引导护理人员模仿、学习某些护理道德高尚者，使他们的品德逐渐与榜样的品德接近、相似，最后趋于相同，这样就有助于他们养成良好的道德品质和行为习惯。

3. 参与学习法　护理伦理教师组织护理专业学生深入到社会这个大讲堂中，如组织护理学生到医学道德工作做得好的医疗单位参观学习，学习其先进的经验和好的做法，通过揣摩别人怎么做的，结合自身体会，思考该如何做，该拥有怎样的道德风貌。

4. 案例分析法　护理伦理教师要善于利用现实社会中典型的优秀医德案例对护理学生进行医德教育，也可以运用医德的反面案例进行教育，以使教育自然、生动而形象。教师在教学中，利用优秀的护理道德典型案例，如全国最美医生、南丁格尔奖等进行分析，让学生理解高尚医德在维护人民健康，维护人民幸福生活方面的重要意义；也可利用在护理工作中违反医德的反面案例进行分析，如护理差错、事故、伤害患者利益等，揭示其中的道德问题，使学生理解不良的护理道德的危害性，从而使学生吸取教训，达到教育的目的。

5. 集体感染法　在集体中人人是教育者又是受教育者，集体是个人生长发展的土壤，它对其成员有较大且行之有效的影响力。因为相似的影响者有更大的说服力，俗话说："近朱者赤，近墨者黑。"一个人在优秀的集体中就会受到良好的道德感染和熏陶。反之，正气不足或风气不正的集体，其成员必然会受到不良的道德影响。因此，护理伦理教育要充分利用优秀集体的力量，重视并发挥其积极作用。

6. 管理规范法　护理伦理教育必须与护理管理相结合才能起到良好的效果。在加强对护理人员的伦理教育和业务培训中，教育者要注意抓好护理管理及技术规范和规章制度的教育，加大有关法律法规及管理制度的宣传教育力度，从而使护理人员增强法纪意识，遵纪守法。

7. 参观学习法　实践是最好的老师，护理伦理教师要让学生深入社会的大课堂，可组织学生外出参观学习，如到文明建设做得好的医疗机构去参观学习，学习别人的先进经验和正确做法，让学生亲身体验、切身感受，并思考自己该怎样做。

护理伦理教育的各种方法都要注意以理服人、以情动人、以形感人、以境育人，只有这样，才能收到良好的效果。

第 2 节　护理伦理修养

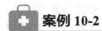 **案例 10-2**

　　蔡红霞，中国人民解放军二六一医院精神病科总护士长，副主任护师，第 44 届南丁格尔奖获得者。蔡红霞一心向党、真心爱党，对党充满真挚感情，35 年如一日扎根精神卫生护理岗位，用矢志不渝的执着坚守，践行对党的事业的忠诚；她视患如亲、待患如己，面对特殊患者，始终倍加呵护，用家庭般的温暖、阳光般的爱心，为患者撑起一片晴朗的天空；她始终坚守精神卫生护理临床一线，用理解包容托举生命尊严，用爱心仁心点亮盏盏心灯，用真情亲情温暖万千患者，在平凡岗位上做出了不平凡的业绩。

　　问题：1. 作为一名护理专业的学生我们如何学习蔡红霞高尚的医德修养？
　　　　　　2. 如何通过护理伦理教育提高个人护理伦理修养？

一、护理伦理修养的概述

护理伦理修养是培养护理人员高尚道德的内在因素。道德除了通过社会舆论、传统习俗方式规范人们行为以外，另一个重要方式就是个体内心的道德信念，而这种道德信念的形成离不开自我修养，因此，护理伦理修养关系到每个护理人员的道德面貌和道德水平。

（一）护理伦理修养的概念

修养从词义上看，修是指学习、锻炼、陶冶和提高；养是指培养、养育。道德修养是人的道德活动形式之一，是指个人为实现一定的理想人格而在意识和行为方面进行的道德上的自我锻炼，以及由此达到的道德境界。不同社会、时代和阶级的道德修养有不同的目标、途径、内容和方法。

护理伦理修养是指护理人员为培养护理道德品质所进行的自我教育、自我提高的行为过程，以及经过学习和实践的陶冶和磨砺所形成的道德情操和所达到的道德境界和道德理想。护理伦理修养有两层含义：一是修养的行为，二是行为后达到的境界。护理伦理修养的内容主要是护理人员要达到护理伦理原则、规范的要求，提高护理道德认识、培养护理道德情感、锻炼护理道德意志、树立护理道德信念，养成良好的护理道德行为和习惯。

（二）护理伦理修养的特点

1. 自觉性　护理伦理修养是个体一种自觉地将外在的要求内化为个体素质的活动，护理伦理修养是建立在高度自觉性的基础之上的，它并不是外来强制灌输的结果，而是一个人在内心对自己的审视。无论是护理伦理理论修养、意识修养，还是行为修养，主要是护理人员个人的活动，靠个体的高度自觉。同时，修养的过程存在着善与恶的斗争，需要发挥个体的主观能动性，自觉地趋善避恶、扬善抑恶。自觉性决定护理人员道德水平的高低，是护理伦理修养是否高尚的关键因素。

2. 实践性　护理伦理问题产生于护理实践，需要在实践中加以鉴别和处理。只有在护理实践中，在同患者、其他医务人员、社会实际的关系中，才会甄别行为的善恶，才能做出正确的护理伦理判断。所以，高尚的护理道德品质必须在护理实践中通过锻炼和修养才能形成。

3. 艰巨性　护理伦理修养贵在持之以恒。护理伦理修养是一个长期、艰苦磨炼的过程，是思想上除旧布新的过程。在护理实践中经常会遇到这样或那样的困难和曲折，这就要求护理人员能自觉地磨炼自己顽强的意志和克服困难的毅力，持之以恒不断加强自我锻炼和修养，做到活到老、学到老，不断排除前进道路上的阻碍，实现良好道德修养的目标。

（三）护理伦理修养的作用

1. 有助于培养优秀护理人员　德才兼备的护士才是合格的护理人员，职业道德是一名合格护理人员的必备素养，而职业道德品质的形成是一个逐步形成的过程。护理道德教育是护士道德品质形成的外在因素，会受到时间、资源等条件的影响。而提升护理道德修养可以随时随地进行，护士可以随时内省自己的行为是否符合护理道德的要求，从而不断提高自己的道德素质，提高辨别是非、善恶的能力，达到更高的道德境界。

2. 有助于提高护理工作质量　护理工作质量是整个医疗质量的重要组成部分，而护理质量的提高离不开道德品质高尚的护士，在护理工作中，他们会表现出高度的责任感和使命感，会用心去护理每一位患者，仔细观察病情，详细作好护理记录，全身心地为患者服务，甚至不惜牺牲自己的利益。因此，护士整体素质的高低，决定了护理质量的好坏。护士只有加强道德修养，才能提高护理质量，才能更好地为人类健康服务。

3. 有助于维护良好的医疗道德作风　在护理实践中，如果每一名护理人员都能自觉遵守护理道德规范，养成良好的护理道德品质，这样整个护理领域才能形成优良的护理道德作风。同时，护理职业是一个服务行业,是社会的一个窗口行业,是社会主义道德风尚的传播者。和谐的护际关系是和谐社会的组成部分,当患者在医院接受护理服务时,感受到护理道德修养所带来的温暖和真情,就会深深受到教育、熏陶和感染。这种高尚的道德作风就会辐射到社会,带动全社会成员提高道德水平,进而推动社会主义精神文明建设。

二、护理伦理修养的途径和方法

(一)护理伦理修养的途径

实践是检验真理的唯一标准,理论在实践中形成并接受实践检验。护理伦理修养的过程,实际上是护理人员个体护理道德品质的形成和完善过程,是一个不断认识、不断实践的复杂过程。它不仅需要正确的道德理论指导,而且必须与日常护理实践相联系,与具体的护理行为相联系。所以,护理实践是护理伦理修养的根本途径。

1. 护理伦理修养的前提和基础是护理实践 护理人员只有在护理实践中,才能表现出护理道德活动,才能磨炼出道德意志、培养出道德情感、树立起道德信念、养成良好的护德护风;也只有在护理实践中,护理人员才能深刻认识和理解各种护患关系,才能暴露自己的思想矛盾,认识到自己的行为是否符合护理伦理的要求,把学来的东西真正转化为自己高尚的护理道德品质,否则只能是纸上谈兵。

2. 护理伦理修养的目的和归宿是护理实践 护理伦理修养本身只是一种手段,其目的是培养护理人员高尚的护理道德品质,提高护理人员的道德境界,以便更好地服务于护理实践。离开了这个目的,为修养而修养,是毫无意义的。

3. 护理伦理修养的动力和检验标准是护理实践 护理修养是一个循序渐进的过程,护理人员正确道德思想的形成是一个长期反复的过程,不是一次就能完成的。只有在长期反复、不断深入的护理实践中,护理人员才能形成和完善道德品质。护理实践向护理人员和社会提出了一系列新的护理伦理课题,促使人们研究、解决,从而不断地推动护理道德水平和护理道德品质的提高。护理人员的护理伦理修养程度如何,也只有通过护理实践才能显现并得到检验。

(二)护理伦理修养的方法

护理人员进行伦理修养,达到高尚的护理道德境界,树立崇高的护理道德理想,最根本的方法就是不断学习护理伦理知识,躬行护理伦理实践,坚持理论与实践的统一,在改造客观世界的同时,改造自己的主观世界。具体来说,护理人员提高自我护理伦理修养要注意以下几个方面。

1. 学习理论提高道德素养 学习和掌握一定的护理伦理知识是形成良好道德品质的前提,护理伦理修养是将伦理理论、原则、规范转化为个人的道德意识和行为的活动。知识是一切德行之母,护理人员要努力学习护理伦理理论,并转化为个人的思想觉悟和品德,增强善恶、是非、荣辱观念,把护理科学知识和伦理知识转化为观察问题和处理问题的能力,保证自己护理道德行为方向的正确性,即学会做人做事。

2. 躬亲参与道德实践 躬亲实践是塑造良好的道德品质和达到高层次道德境界的根本途径。护理伦理规范来源于护理实践,因此护理人员的伦理修养也必须结合工作,在处理与患者、与同行、与社会关系的实践中,回忆和检查自己的言行,发现自己的缺陷并加以弥补、纠正。在实践中要及时总结经验教训,有的放矢地提升伦理道德修养,并提高自己的道德品质。

3. 不断自省修正自我错误 护理伦理修养能否取得成效,除受客观因素制约外,关键在于护理人员的自觉性。护理伦理修养是在进行人格的自我完善,必须依靠每个护理人员的自律。自律是其原动力。因此,护理人员在护理实践中要脚踏实地进行自我锻炼和修养,勇于剖析自己,敢于自我批评,善于主宰自己,保持自我的道德评判和选择能力,不断提高修养的自觉性。护理伦理修养要求护理人员自觉接受群众、同行和社会的监督,时常检视自己的言行,对照护理伦理原则和规范,高标准、严要求对待自己。只有经过自觉的锻炼、修养，崇高的护理道德境界才能形成。

4. 坚持慎独达到崇高境界　慎独不仅是一种重要的道德修养方法，也是一种很高的道德境界。作为修养方法，它指的是在没有外人监督的情况下仍坚持自己的道德信念，自觉地按道德要求行事，不因无人监督就恣意妄为。慎独强调了道德主体内心信念的作用，体现了严格要求自己的道德自律精神。护理人员在护理实践中尤其要做到慎独，因为护理职业的特点之一就是护理人员大多数情况下是独立进行工作，且许多护理措施常在无人监督的情况下进行，所以，慎独对护理人员尤为重要。护理人员只有养成了良好的自律品格，才能够既拥有坚强毅力克服护理工作中的各种困难，又可以有效约束可能发生的不良行为，从而使自己的护理行为时时处处有利于患者和社会。

5. 持之以恒，与时俱进　"逆水行舟，不进则退。"护理人员要加强护理伦理修养就一定要有持之以恒的精神。在护理实践中常会遇到这样或那样的困难和曲折，这就要求护理人员拥有自觉磨炼自己顽强意志和克服困难的毅力。只有坚持不断学习护理伦理理论，不断在护理实践中丰富充实自己，不断加强自我锻炼和修养，持之以恒，与时俱进，才能把自己培养成一个具有高尚护理道德情操的护理工作者。

链接

关于"慎独"的名言

兰生幽谷，不为莫服而不芳。舟在江海，不为莫乘而不浮；君子行义，不为莫知而止休。

——《淮南子·说山训》

是故君子慎其独，非特显明之处是如此，虽至微至隐，人所不知之地，亦常慎之。小处如此，大处亦如此；显明处如此，隐微处亦如此。表里内外，粗精隐显，无不慎之，方谓之"诚其意"。

——朱熹

一个人在独立工作，无人监督，有做各种坏事的可能的时候，不做坏事，这就叫慎独。

——刘少奇

目标检测

一、单项选择题

A₁/A₂型题

1. 护理道德修养的目标是（　　）
   A. 提高认识　　　　　　B. 提高觉悟
   C. 内心信念　　　　　　D. 养成行为习惯
   E. 增强信心

2. 护理人员具有的道德品质不是与生俱来的，而是经过后天（　　）
   A. 认真学习　　　　　　B. 提高认识
   C. 长期修养　　　　　　D. 接受教育
   E. 端正态度

3. 体现护理队伍主体精神的护理道德境界是（　　）层次
   A. 自私自利，损公肥私　B. 先私后公，公私兼顾
   C. 先公后私，先人后己　D. 毫不利己，专门利人
   E. 主观为自己，客观为别人

4. 符合护理道德教育的原则包括如下内容，除了（　　）
   A. 目的性原则　　　　　B. 层次性原则

C. 强制性原则　　　　　D. 知行统一原则
E. 积极疏导原则

5. 护理道德修养的方法包括如下方面，除了（　　）
   A. 明确修养目标　　　　B. 强制惩罚
   C. 在实践中修养　　　　D. 培养毅力，持之以恒
   E. 防微杜渐，力行

二、简答题

1. 护理伦理教育的方法有哪些？
2. 护理伦理修养的意义有哪些？

三、案例分析题

护士小张是一名医院护士，一天医院收治一名老年病号，该患者夜尿频多但腿脚不便，去厕所容易摔倒，小张为了及时帮助老人如厕，连续几个夜班观察老人如厕习惯，最终做到该患者每次如厕，她都能及时来到老人病床旁。

请思考：如何通过护理伦理教育使护理人员养成良好的护理伦理修养？

（刘永仓）

参 考 文 献

曹志平，2011. 护理伦理学. 2 版. 北京：人民卫生出版社.

丛亚丽，2008. 护理伦理学. 北京：北京大学医学出版社.

冯泽永，2018. 医学伦理学. 4 版. 北京：科学出版社.

何忠勇，2015. 护理伦理. 北京：人民卫生出版社.

楼建华，2011. 护理人员的伦理困惑和伦理决策. 上海：上海交通大学出版社.

秦东华，2019. 护理礼仪与人际沟通. 北京：人民卫生出版社.

秦敬民，李玲，2012. 护理伦理. 北京：高等教育出版社.

丘祥兴，2013. 医学伦理学. 北京：人民卫生出版社.

瞿晓敏，2007. 护理伦理学. 上海：复旦大学出版社.

唐凤平，单玉香，2016. 护理人文素养与沟通. 郑州：河南科学技术出版社.

王锦蓉，2010. 临床护理典型案例分析研究. 兰州：甘肃科学技术出版社.

王卫红，2006. 护理伦理学. 北京：清华大学出版社.

温茂兴，张绍异，2020. 护理伦理与卫生法律. 北京：高等教育出版社.

伍天章，2004. 医学伦理学. 广州：广州人民出版社.

徐桂莲，高玉萍，2016. 护理伦理与法规. 武汉：华中科技大学出版社.

杨金奎，杨云山，2020. 护理伦理学基础. 北京：人民卫生出版社.

尹梅，2009. 护理伦理学. 北京：人民卫生出版社.

袁丽容，张绍翼，2016. 护理伦理. 2 版. 北京：科学出版社.

张绍异，2018. 护理伦理与法律法规. 北京：中国医药科技出版社.

赵增福，2007. 医学伦理学. 北京：高等教育出版社.

参 考 答 案

第1章

1. B　2. B　3. A　4. A　5. ABD　6. ABCD　7. ABC

第2章

1. E　2. B　3. D　4. C　5. D

第3章

1. A　2. A　3. B　4. C　5. C　6. B　7. C　8. A　9. D　10. A　11. D　12. B　13. B　14. B　15. B

16. D　17. E　18. C

第4章

1. C　2. B　3. C　4. E　5. A

第5章

1. C　2. B　3. C　4. C　5. D　6. D　7. E

第6章

1. B　2. C　3. B　4. C　5. D　6. D　7. A　8. A　9. D　10. B　11. A　12. A　13. D　14. D　15. B

第7章

1. E　2. A　3. C　4. D　5. A　6. D　7. C　8. B

第8章

1. D　2. C　3. C　4. A　5. D　6. B　7. B

第9章

1. B　2. A　3. B　4. C　5. A

第10章

1. D　2. C　3. C　4. C　5. B

参考答案

第1章
1.B 2.B 3.A 4.A 5.ABD 6.ABCD 7.ABC

第2章
1.B 2.D 3.D 4.C 5.D

第3章
1.A 2.A 3.B 4.C 5.C 6.B 7.C 8.A 9.D 10.A 11.D 12.B 13.B 14.B 15.B 16.D 17.E 18.C

第4章
1.C 2.B 3.C 4.E 5.A

第5章
1.C 2.B 3.C 4.C 5.D 6.D 7.E

第6章
1.B 2.C 3.B 4.C 5.D 6.D 7.A 8.A 9.D 10.B 11.A 12.A 13.D 14.D 15.B

第7章
1.E 2.A 3.C 4.B 5.A 6.C 7.C 8.B

第8章
1.D 2.C 3.C 4.A 5.D 6.B 7.B

第9章
1.B 2.A 3.B 4.C 5.A

第10章
1.D 2.C 3.C 4.C 5.B